Guía de la Clínica Mayo
sobre salud de la próstata

David M. Barrett, M.D.

Editor en jefe

Clínica Mayo

Rochester, Minnesota

Número de tarjeta del Catálogo de la Biblioteca del Congreso: 99-85835

Edición original:
ISBN 1-893005-03-8
Edición en español:
ISBN 970-655-327-4

D.R. © 2001, *Mayo Foundation for Medical Education and Research*
      Edición en idioma español por Intersistemas, S.A. de C.V.

D.R. © 2001, de la presente edición en español, Plaza y Janés Editores,
      S.A. Travessera de Gràcia, 47-49, 08021 Barcelona, España
D.R. © 2001, Plaza y Janés México, S.A. de C.V.
      Av. Coyoacán 1878, piso 14, Col. del Valle, 03100 México, D.F.

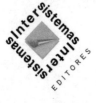

Intersistemas, S.A. de C.V.
Aguiar y Seijas No. 75
México 11000, México, D.F.
Tel. (525) 520 2073
Fax. (525) 540 3764
E-mail: intersis@data.net.mx
Impreso en México

Impreso en México
Primera edición en español

La enfermedad de la próstata

Lo más probable es que en algún momento de la vida, el lector del sexo masculino experimente problemas prostáticos. La enfermedad de la próstata afecta a más de la mitad de los hombres y se detecta en mayor grado conforme avanza la edad. La inflamación, el crecimiento y el cáncer de la glándula prostática son tres problemas típicos que los hombres enfrentan. Aunque resultan molestos y a veces dolorosos, la inflamación y el crecimiento generalmente no ponen en riesgo la vida. En la actualidad, el cáncer más común en hombres es el de la próstata, y la segunda causa principal de muertes por cáncer en éstos. Sin embargo, con el diagnóstico temprano, frecuentemente, puede tratarse con éxito.

En las páginas de esta obra encontrará consejos prácticos que puede usar para identificar y tratar alteraciones de la próstata antes de que se conviertan en problemas de difícil tratamiento o en amenaza para la vida. Asimismo, aprenderá cambios en el estilo de vida que pueden reducir el riesgo de enfermedades prostáticas. Este libro se basa en la experiencia de los médicos de la Clínica Mayo y en la asesoría que dan a los pacientes.

La Clínica Mayo

La Clínica Mayo surge de la práctica del Dr. William Worrall Mayo, y la sociedad con sus dos hijos, William J. y Charles H. Mayo, en los albores de la década de 1900. Presionado por las demandas de su saturada práctica quirúrgica en Rochester, Minn., EUA, los hermanos Mayo invitaron a otros médicos a asociarse, constituyendo así las primicias de la práctica privada en medicina de grupo. Ahora, con más de 2 000 médicos y científicos en sus tres principales localizaciones estadounidenses en Rochester, Minn., Jacksonville, Fla., y Scottsdale, Ariz., la Clínica Mayo se dedica a otorgar diagnóstico integral, respuestas precisas y tratamientos efectivos.

Con su profundidad de conocimiento y experiencia, la Clínica Mayo ocupa una posición sin paralelo como recurso de información en salud. Desde 1983, ha publicado información confiable en salud para millones de consumidores que difunde a través de boletines, libros y servicios en línea ganadores de premios. Las utilidades de las actividades editoriales apoyan los programas de la Clínica Mayo, incluidas la educación médica y la investigación.

Personal editorial

Editor en jefe
David M. Barrett, M.D.

Editores médicos
Michael L. Blute, M.D.
Reza S. Malek, M.D.

Editor senior
N. Nicole Spelhaug

Editor administrativo
Karen R. Wallevand

Copy editor
Edith Schwager

Investigador editorial
Brian M. Laing

Escritores colaboradores
Rebecca Gonzalez-Campoy
Lynn Madsen
D. R. Martin
Stephen M. Miller
Catherine Stroebel
Susan Wichmann

Director creativo
Daniel W. Brevick

Diseñador gráfico
Kathryn K. Shepel

**Formato y
producción artística**
Stewart J. Koski

Ilustradores médicos
Brian S. Fyffe
Steven P. Graepel
John V. Hagen
Craig R. King
M. Alice McKinney
James D. Postier

Asistente editorial
Kathleen K. Iverson

Indexación
Larry Harrison

Revisores y colaboradores adicionales

Jon B. Closson, M.D.
Edward T. Creagan, M.D.
Kelli C. Fee-Schroeder, R.N.
Renee E. Kromrey, R.N.
Jennifer K. Nelson, R.D.

Prefacio

La enfermedad de la próstata es, en esencia, la contraparte masculina de la enfermedad de la mama. Así como las mujeres le temen al cáncer de mama, los hombres se preocupan de la próstata. Eso es comprensible. El cáncer prostático es, en la actualidad, el cáncer más común en los hombres. Al igual que el cáncer mamario en las mujeres, el tratamiento puede en ocasiones llevar a decisiones difíciles y consecuencias inesperadas.

Pero, hay algo más que debe saber, y por eso escribimos este libro. Las alteraciones de la próstata —incluso el cáncer— casi siempre son fáciles de tratar. La clave de un buen resultado es el diagnóstico temprano. Cuando se detecta en las primeras fases, el cáncer y otros problemas prostáticos tienen altas probabilidades de tratamiento exitoso con mínimos efectos colaterales.

Por eso es importante que el lector conozca los signos tempranos de alerta en los problemas de la próstata y, si tiene por lo menos 40 años, es necesario someterse a revisión anual.

En esta obra, encontrará información sobre lo que debe esperar en la revisión típica de la próstata. Comentamos lo referente a la prueba de investigación del antígeno prostático específico (APE) y el punto de vista de los urólogos de la Clínica Mayo sobre dicha prueba. Explicamos tres trastornos prostáticos comunes, los síntomas que habitualmente acompañan a cada uno y las diferentes opciones terapéuticas. Para ayudarle a determinar la mejor forma de tratamiento, identificamos factores dignos de considerarse y preguntas que debe hacer al médico. Dedicamos un capítulo entero a los efectos colaterales potenciales del tratamiento del cáncer prostático y a la forma de atender estos problemas. Se ofrece información al lector sobre las alternativas para reducir los riesgos de enfermedad de la próstata con dieta y ejercicio. También encontrará respuestas a las preguntas más comunes.

Creemos que mientras más sepa el lector sobre la enfermedad prostática y los factores que la afectan, mayores serán las probabilidades de identificar problemas en fases tempranas y tomar buenas decisiones sobre el tratamiento. Junto con la asesoría del médico, este libro puede ayudarle a gozar de una vida más larga y saludable.

Dr. David M. Barrett
Editor en jefe

Contenido

Prefacio

Parte 1: Generalidades sobre la próstata

Capítulo 1: **La próstata** 3

Una próstata sana 4

Cuando las cosas van mal 5

Síntomas que pueden indicar un problema 6

¿Está en riesgo? 7

Respuestas a sus preguntas 9

Capítulo 2: **Revisión de la próstata** 11

Pruebas diagnósticas básicas 11

Más sobre la prueba de antígeno

prostático específico (APE) 14

El gran debate 17

En busca de una mejor herramienta de detección 20

Respuestas a sus preguntas 21

Parte 2: Problemas no cancerosos

Capítulo 3: **Vivir con prostatitis** 25

¿De cuál tipo padece? 28

Diseño de un plan terapéutico 29

Cuando en realidad no es prostatitis 32

Respuestas a sus preguntas 33

Capítulo 4: **Entender la hiperplasia prostática benigna (HPB)** 35
Un asunto común de la vida 36
Consulta con el médico 36
El diagnóstico 37
Respuestas a sus preguntas 40

Capítulo 5: **Tratamiento de la hiperplasia prostática benigna** 41
Espera vigilante 41
Farmacoterapia 42
Cirugía 44
Terapia con calor (termoterapia) 46
Procedimientos no quirúrgicos 50
Analice las opciones 51
Respuestas a sus preguntas 56

Parte 3: Cáncer de próstata

Capítulo 6: **Cómo saber que tiene cáncer** 59
Síntomas que pueden indicar cáncer 61
Cómo se diagnostica el cáncer de próstata 62
Grados de cáncer 63
¿Se ha diseminado el cáncer? 65
Etapas del cáncer 69
Estadísticas de supervivencia 70
Respuestas a sus preguntas 70

Capítulo 7: **¿Cuáles son las opciones?** 73
Dejar solo al cáncer 74
Extirpar la próstata 75
Destruir el cáncer con radiación 79
Congelar las células cancerosas (crioterapia) 83
Respuestas a sus preguntas 85

Capítulo 8:   **Cuando el cáncer ha avanzado**   87
             Control del cáncer con hormonas   87
             Elegir la cirugía testicular   90
             Uso de la quimioterapia   92
             Probar un procedimiento experimental   93
             Estrategias para aliviar el dolor   95
             Respuestas a sus preguntas   98

Capítulo 9:   **Enfrentar las complicaciones**   99
             Aprender a controlar la incontinencia   99
             Obtener ayuda contra la impotencia   106
             Enfrentar trastornos intestinales   111
             Respuestas a sus preguntas   113

Capítulo 10: **Regresar a la vida normal**   115
             Prepararse para las visitas de seguimiento   115
             Superar el desgaste emocional por el cáncer   116
             Recuperar la fuerza   121
             Comer mejor para sentirse mejor   123
             Regresar al trabajo   126
             Comunicarse con la familia y los amigos   128
             Unirse a un grupo de apoyo   130
             Respuestas a sus preguntas   133

Parte 4: Salud de la próstata

Capítulo 11: **¿Puede prevenir las enfermedades de la próstata?** 137
             Comer más de los productos que potencialmente
             combaten el cáncer   137
             Eliminar la grasa   141
             Consumir granos, frutas y verduras   141
             Mantenerse activo   145
             Consultar al médico regularmente   151
             Respuestas a sus preguntas   151

Capítulo 12: **¿Cuáles son los tratamientos complementarios y alternativos?** 153

Suplementos dietéticos y herbolarios 154

Tratamientos para la mente y el cuerpo 158

Medicina tradicional china 160

Otras técnicas de curación 162

Cómo integrarse a los tratamientos no tradicionales 163

La elección es suya 165

Recursos adicionales 167

Índice 171

Parte 1

*Generalidades sobre
la próstata*

Capítulo 1

La próstata

La enfermedad prostática es uno de los problemas de salud más comunes que enfrenta el hombre, y el cáncer de próstata se encuentra entre los más temidos. Esto se debe a que el cáncer de próstata, igual que el de mama, con frecuencia ataca el centro de la sexualidad humana. Más allá del temor del cáncer mismo, se encuentran las posibles consecuencias del tratamiento: problemas de control vesical (incontinencia de la vejiga urinaria) y la imposibilidad de lograr erección (impotencia). Estas situaciones pueden ser tan difíciles como el cáncer, restan confianza en uno mismo y evocan sensaciones de pérdida de masculinidad.

Pero no hay necesidad de vivir con temor. Si se detecta en fases tempranas, este tipo de cáncer puede tratarse con éxito. Las técnicas quirúrgicas, ahora mejoradas, están reduciendo los riesgos de impotencia e incontinencia. Cuando se presentan estas alteraciones hay diversos tratamientos que pueden limitar sus efectos.

También es importante comprender que el cáncer no es el origen de todos los problemas prostáticos. La inflamación y el crecimiento benigno de la próstata son situaciones igualmente comunes. A diferencia del cáncer, estos problemas generalmente no ponen en peligro la vida, pero sin tratamiento temprano y adecuado pueden ser molestos, debilitantes y dolorosos.

Para muchos hombres, la enfermedad de la próstata es un acontecimiento de la vida que aparece con la edad. Sin embargo, si se hacen revisiones periódicas y se siguen instrucciones del médico, es factible reducir el riesgo de una enfermedad grave y protegerse de interferencias serias en la rutina de la vida cotidiana. Este libro puede ayudarle a comprender mejor por qué ocurren los problemas de la próstata, identificar los síntomas en etapas tempranas y tomar decisiones bien documentadas relacionadas con el tratamiento.

Una próstata sana

La glándula prostática, que se encuentra sólo en el hombre, rodea la porción inferior (cuello) de la vejiga. Se localiza detrás del hueso púbico y enfrente del recto. Tiene más o menos el tamaño y la forma de una nuez. La próstata está formada de músculo liso, tejido esponjoso, delicados conductos y glándulas. Está cubierta por una delgada membrana denominada cápsula.

Al nacimiento, la próstata tiene más o menos el tamaño de un chícharo. Sigue creciendo hasta la edad de 20 años, cuando alcanza el tamaño normal en el adulto. Mantiene el mismo volumen hasta alrededor de los los 45 años, época en la que comienza a crecer de nuevo.

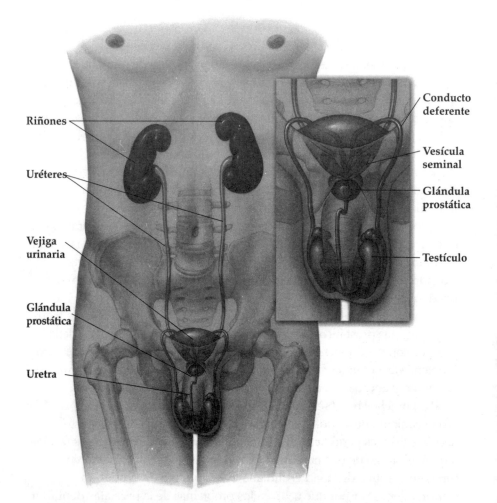

La glándula prostática está localizada en la parte profunda de la pelvis, justo por debajo de la vejiga. Afecta la salud del sistema reproductor y del sistema urinario.

Sistema reproductor

La función primaria de la próstata es producir la mayor parte de la porción líquida del semen, vehículo hídrico del esperma. Los pequeños conductos de la próstata conducen este líquido por la uretra, vía que drena el contenido de la vejiga hacia el exterior por el pene.

En el momento del orgasmo, el líquido prostático se mezcla con el de las vesículas seminales (líquido seminal), dichas vesículas están localizadas a cada lado de la próstata, y se une con el esperma (los espermatozoides) para formar el semen. El esperma sale de los testículos a través de unos tubos largos denominados conductos deferentes. Las contracciones musculares causan la eyaculación, en la cual se expulsa el semen a través de la uretra y hacia afuera del pene.

Para tener la certeza de que el semen no se desplace en dirección opuesta y regrese a la vejiga, hay un anillo de músculo en el cuello de la vejiga (esfínter interno) el cual permanece cerrado con firmeza durante la eyaculación. El esfínter también evita que la orina se descargue junto con el semen.

Sistema urinario

La glándula prostática no es componente primario del sistema urinario, pero por su localización, también es importante para la salud de éste.

El sistema urinario comienza con los riñones, los cuales filtran los líquidos corporales y producen orina. La orina se dirige de los riñones a la vejiga a través de unos largos tubos musculares denominados uréteres. La vejiga almacena la orina hasta que llega el momento de la micción. Al orinar, la orina se elimina de la vejiga por la uretra.

La próstata rodea la porción superior de la uretra. Imagine la próstata como una manzana pequeña sin el centro. La uretra corre a lo largo del sitio donde debería estar el corazón de la ficticia manzana. Cuando la próstata está sana, esto no representa ningún problema, pero si aparece alguna alteración el tejido de la glándula se inflama o aumenta de volumen lo cual oprime la uretra y afecta la capacidad de orinar.

Cuando las cosas van mal

No piense que está irremediablemente destinado a sufrir enfermedad de la próstata. Hay hombres que nunca presentan problemas prostáticos. Sin embargo, muchos no son tan afortunados. Para cuando llegan a la vida adulta, un gran número de hombres experimenta algún tipo de problema en la multicitada glándula. Los síntomas pueden ser de poco y moderadamente incómodos hasta graves y dolorosos.

Hay tres tipos de enfermedades que llegan a afectar la glándula prostática. Con frecuencia, aunque no siempre, ocurren en diferentes periodos de la vida del hombre.

Inflamación

Con esta condición, la próstata se inflama y provoca dolores. Muchas veces, una infección bacteriana es la causa de la inflamación. En otras se desconoce el origen. La inflamación de la próstata, denominada prostatitis, es típicamente más común entre los 25 y 45 años.

Crecimiento no canceroso

Alrededor de los 45 años de edad el tejido que se encuentra en el interior de la glándula prostática con frecuencia comienza a crecer de nuevo. Este aumento de tamaño recibe el nombre de hiperplasia prostática benigna (HPB). Comúnmente, ocurre en la porción central de la glándula, lo que hace que el tejido prostático presione la uretra y produzca problemas urinarios. Muchos hombres experimentan los primeros síntomas sino entre los 55 y 60 años de edad. Otros no presentan síntomas sino hasta los 70 u 80 años.

Cáncer

El cáncer de próstata es más común después de los 50 años. Aumenta en frecuencia conforme avanza la edad. El cáncer de próstata se manifiesta por el crecimiento anormal e incontrolado de las células de los tejidos prostáticos, a diferencia de la HPB, en cuyo caso la mayor parte del aumento de volumen se presenta en la región más interna de la glándula. Con el cáncer de próstata, los tumores casi siempre se desarrollan en la porción externa de la glándula. Según el tipo de cáncer, estos tumores pueden crecer muy lentamente o en un lapso corto.

Síntomas que pueden indicar un problema

Síntomas como irritación o dolor frecuente le alertan sobre un problema prostático. Esto sucede, en especial, durante la inflamación o crecimiento de la próstata.

Los siguientes síntomas con frecuencia se asocian con enfermedad prostática. Sin embargo, no se limitan a la glándula. Otros problemas, como infección urinaria o cálculos en los riñones, pueden producir algunos síntomas similares:

- Dificultad para iniciar el chorro de orina
- Disminución de la fuerza del chorro de orina
- Orinar con mayor frecuencia
- Sentir como si la vejiga no estuviera vacía, incluso después de orinar
- Goteo después de orinar
- Necesidad urgente de orinar
- Sangre en la orina
- Eyaculación dolorosa
- Dolor o sensación ardorosa al orinar
- Dolor en la pelvis
- Dolor persistente en la espalda o la cadera
- Dolor o inflamación en los testículos

Por desgracia el cáncer de próstata produce pocos síntomas, si es que los hay, en las fases más tempranas. No es sino hasta más tarde, cuando la enfermedad es más difícil de tratar, que pueden desarrollarse síntomas, como dificultad para orinar o dolor de espalda. Por esto es importante someterse a revisiones periódicas de la glándula para detectar la enfermedad desde el inicio.

¿Está en riesgo?

No hay una fórmula simple para decir con precisión quién tendrá problemas de la próstata. Sin embargo, varios factores —algunos controlables y otros no— pueden aumentar las probabilidades.

Factores de riesgo no controlables

Éstos son los factores de riesgo más comunes para la enfermedad prostática:

Edad. A medida que la persona se hace mayor, aumenta el riesgo de hiperplasia benigna prostática y cáncer de próstata. Más de la mitad de los hombres mayores de 50 años de edad y 80 por ciento de los mayores de 70 experimentan crecimiento prostático. Además, más del 80 por ciento de los hombres con diagnóstico de cáncer prostático son mayores de 65 años.

Grupo étnico. Por razones desconocidas, es más probable que los hombres de raza negra padezcan cáncer de próstata más que cualquier otro grupo. También tienen mayores probabilidades de desarrollar cáncer a edades más tempranas y contraer una forma más agresiva de cáncer de la próstata. Por otro lado, los hombres asiáticos tienen el índice más bajo de cáncer de próstata. El índice de cáncer de próstata en los hispanos y estadounidenses nativos (de ascendencia indígena) es inferior que en los individuos de raza blanca.

Antecedentes familiares. Los estudios revelan que si el padre o el hermano tienen cáncer de próstata, el riesgo de padecerlo es dos veces mayor que el promedio de los estadounidenses. De acuerdo con el número de familiares con este tipo de cáncer y la edad a la que lo hayan padecido, el riesgo puede ser incluso mayor. En las familias con antecedentes de cáncer de próstata, el cuadro generalmente se presenta a menor edad.

Los antecedentes familiares también desempeñan un papel importante en el riesgo de hiperplasia prostática benigna. La edad es el primer factor de riesgo para el padecimiento. Pero entre los hombres entre 40 y 50 años con este tipo de hiperplasia algunos portan un gen hereditario que los predispone al padecimiento. El hecho de portar el gen no significa que el padecimiento sea inevitable, sólo aumenta el riesgo.

Factores de riesgo controlables

El riesgo de cáncer de próstata difiere entre las poblaciones. Debido a que estas diferencias no parecen ser genéticas, los investigadores presuponen que los factores ambientales y el estilo de vida juegan algún papel en el riesgo de la enfermedad de la próstata. Sin embargo, sobre este punto, hay más preguntas que respuestas en cuanto a la participación de tales factores.

Ambiente. Los investigadores se encuentran estudiando si juega algún papel importante la exposición ocupacional a ciertas sustancias. Se encuentran índices de mortalidad más elevados por cáncer de próstata en ciertos trabajadores como granjeros, soldadores, mecánicos y empleados industriales que en individuos dedicados a otras ocupaciones.

En un estudio de la Clínica Mayo realizado en 1999, en más de 1 000 trabajadores de Iowa, EUA, se encontró que los que tenían 70 años o más tenían el doble de probabilidades de padecer cáncer de próstata que los individuos de la misma edad que no eran granjeros. El estudio también sugirió que el incremento pudo deberse a la exposición ocupacional y no a factores dietéticos o de estilo de vida.

Dieta. Hay cierta evidencia que revela que una dieta rica en grasa puede aumentar el riesgo de cáncer de próstata. Investigadores de la Escuela de Medicina de Harvard (*Harvard Medical School*) y de la Escuela de Salud Pública de Harvard (*Harvard School of Public Health*) evaluaron, durante cuatro años, las dietas de más de 50 000 profesionales de la salud. Encontraron que los hombres con una dieta rica en grasa presentaban casi el doble de probabilidades, en comparación con los individuos que consumían menos grasa, de padecer este cáncer.

Los investigadores sustentan la teoría de que el mayor riesgo puede deberse a que la grasa aumenta la producción de la hormona testosterona, que por su parte acelera el desarrollo de las células cancerosas en la glándula prostática. Si esta teoría resulta correcta, será posible reducir el riesgo de padecer cáncer de próstata o hacer más lento su desarrollo al limitar el consumo de grasa en la dieta.

Asimismo, hay evidencia de que las sustancias químicas que se encuentran en los productos de soya y en ciertos vegetales y frutas pueden disminuir dicho riesgo. Más adelante, en esta obra (página 137) se abordan las diferentes formas de protegerse contra la enfermedad prostática o retrasar su desarrollo, incluido el consumo de alimentos saludables.

Hormonas suplementarias. Las dosis altas del suplemento de dehidroepiandrosterona (DHEA) pueden agravar la hiperplasia prostática benigna o favorecer el desarrollo de cáncer. La DHEA es una hormona que se presenta de manera natural en el cuerpo. Se piensa que es una hormona precursora que se convierte fácilmente en otras hormonas, como testosterona y estrógeno. Las concentraciones de DHEA en el cuerpo aumentan de manera notable en la pubertad, alcanzan un valor máximo en la vida adulta y luego disminuyen de manera gradual durante el transcurso de la vida.

Los suplementos de DHEA se promueven para hacer más lento el proceso de envejecimiento, quemar grasa, desarrollar los músculos y fortalecer el sistema inmune. También se promocionan como tratamiento de diversos padecimientos, incluidas las enfermedades de Alzheimer y de Parkinson. Hasta ahora, los estudios no han demostrado que los suplementos brinden beneficios. Sus efectos a largo plazo y la manera en la que interactúan con otros fármacos también son inciertos.

Respuestas a sus preguntas

¿Es posible nacer con próstata anormal?
Sí. Es posible tener una anomalía congénita en la próstata. Debido a la

localización en que se desarrolla la próstata, los individuos con anomalías congénitas de la próstata a veces también tienen problemas congénitos en los riñones. Sin embargo, no son situaciones comunes y se pueden descartar fácilmente con radiografía o imágenes ultrasonográficas de próstata y riñones.

Tuve una enfermedad de transmisión sexual. ¿Esto aumenta mi riesgo de padecer problemas en la próstata?
Posiblemente. Algunas enfermedades de transmisión sexual como gonorrea e infección por *Chlamydia* pueden causar inflamación de la uretra, el conducto que lleva la orina de la vejiga al exterior. Esta inflamación puede producir tejido cicatrizal que estrecha o bloquea la uretra, hecho que aumenta el riesgo de infecciones urinarias o infecciones en la próstata (prostatitis).

¿Es verdad que la vasectomía puede aumentar el riesgo de padecer cáncer de próstata?
No. Unos cuantos estudios dieron lugar a la especulación de que la vasectomía podía aumentar el riesgo de cáncer de próstata. Sin embargo, algunos investigadores de los Institutos Nacionales de Salud (*National Institutes of Health*) de Estados Unidos han revisado toda la casuística sobre vasectomía y concluyeron que el procedimiento de esterilización no aumenta el riesgo de padecer cáncer prostático.

Los investigadores consideran que las preguntas que surgieron en los estudios pueden explicarse por el hecho de que la mayor parte de las vasectomías son hechas por urólogos, y que los hombres que tienen una buena relación con un urólogo tienen mayores probabilidades de que se les realice una revisión periódica. Por lo tanto, el cáncer se detecta en fases más tempranas que en los hombres que no se someten a exámenes regulares de la próstata.

Capítulo 2

Revisión de la próstata

E l paciente tiene la mejor arma contra la enfermedad prostática. Si se detecta el problema en fases tempranas, hay altas probabilidades de tratamiento exitoso. ¿Cómo se hace esto? Con revisiones periódicas de la próstata.

No hay un cronograma específico que indique cuándo se debe realizar el examen de la próstata. Si la persona tiene entre 20 y 40 años, por lo general no es necesario realizar la revisión anual, a menos que existan varios casos en la familia de enfermedad prostática o se presenten síntomas relacionados.

Sin embargo, al llegar a los 40 años de edad, se debe realizar examen prostático cada año y continuar regularmente durante toda la vida. Los elementos que integran un examen típico pueden variar dependiendo de la edad, el médico, los antecedentes familiares y los resultados de las pruebas.

Pruebas diagnósticas básicas

A la mayoría de los hombres se les hace examen de la próstata al mismo tiempo que la revisión anual. Además de los procedimientos estándar y las pruebas que acompañan a la exploración física, como determinar la presión sanguínea y auscultar los pulmones, se puede efectuar lo siguiente:

Tacto rectal
Es una prueba básica y fácil de realizar para detección de la enfermedad prostática. Sin embargo, se encuentra entre los aspectos que generan más

angustia durante el examen físico en algunos pacientes, porque
consideran vergonzoso e incómodo el procedimiento.

Para realizar el examen, el médico se coloca un guante de exploración
y le aplica lubricante a un dedo. Se le pide al paciente que se incline
—tal vez apoyado en la mesa de exploración— mientras el médico
introduce suavemente el dedo lubricado en el recto.

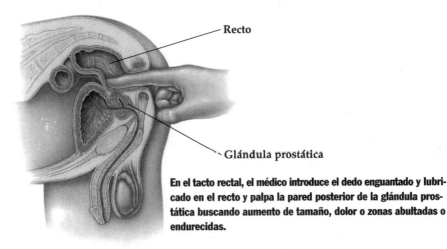

Recto

Glándula prostática

**En el tacto rectal, el médico introduce el dedo enguantado y lubri-
cado en el recto y palpa la pared posterior de la glándula prostática buscando aumento de tamaño, dolor o zonas abultadas o
endurecidas.**

Debido a que la glándula prostática se localiza en posición adyacente
al recto, el médico puede palpar la pared posterior de la glándula con
el dedo. La glándula que se palpa de mayor tamaño de lo normal
puede indicar hiperplasia prostática benigna. Si hay dolor a la palpación,
puede ser signo de prostatitis. Además, la porción externa de la
glándula es el sitio donde se desarrolla cerca de 70 por ciento de los
tumores cancerosos. En las primeras fases, frecuentemente se sienten
como nódulos o masas duras. Si el médico detecta alguna anormalidad,
no significa obligadamente que tiene cáncer, pero será necesario realizar
más pruebas. Otras situaciones, incluidas la infección de la próstata o
la formación de pequeños cálculos en la glándula, pueden producir
características similares.

En un estudio reciente de la Clínica Mayo se encontró fuerte
evidencia de que los hombres que no se sometían a la revisión periódica
mediante el tacto rectal tenían mayores probabilidades de fallecer por
cáncer prostático que un grupo similar que se sometió a exámenes
regulares. Los investigadores consideran que los tactos rectales periódicos
podrían haber salvado la vida de 50 a 70 por ciento de estos hombres.

Hay opiniones diferentes entre las organizaciones de atención de la salud sobre cuándo deben los individuos comenzar a realizarse los exámenes de la próstata mediante el tacto rectal. Algunos grupos recomiendan que se inicie a la edad de 50 años, otros a la de 40. Los urólogos de la Clínica Mayo están de acuerdo con la recomendación de la Asociación Urológica Americana en Estados Unidos (AUA) de practicar un tacto rectal anual a partir de los 40 años de edad.

Prueba de orina

Esta prueba detecta anormalidades en la orina que pueden indicar algún problema. Si la orina contiene más glóbulos blancos de lo normal, es posible que tenga infección prostática o urinaria.

Los glóbulos rojos en la orina pueden indicar inflamación de la próstata o, tal vez, un tumor. Otras condiciones, entre ellas la inflamación de la uretra o los problemas vesicales, también pueden producir sangre en la orina.

Además, si el médico piensa que padece hiperplasia prostática benigna, el resultado normal de la prueba urinaria puede ayudar a confirmar el diagnóstico.

Prueba de sangre

Se toma una pequeña cantidad de sangre del brazo y se analiza para detectar una sustancia denominada antígeno prostático específico (APE). Este antígeno se produce de manera natural en la próstata para ayudar a licuar el semen. Sin embargo, una pequeña cantidad entra al torrente sanguíneo y circula en la sangre. Si se detectan concentraciones más altas de lo normal de APE en la sangre, puede ser indicativo de inflamación, crecimiento o cáncer de próstata.

La mayoría de los hombres primero se somete a una prueba de APE entre los 40 y 50 años de edad. En las siguientes secciones se comenta esta prueba con detalle y se aborda la controversia que rodea al tema.

Ultrasonido

Si el médico expresa cierta preocupación por los resultados del tacto rectal, de las pruebas de orina o de sangre, seguro deseará observar con mayor detalle la próstata. Esto se puede hacer mediante un procedimiento denominado ultrasonido transrectal.

La ultrasonografía es una técnica de imagen que utiliza ondas sonoras para mirar al interior del cuerpo. El ultrasonido opera como un radar, envía ondas sonoras al exterior que se reflejan o absorben en diferentes grados, dependiendo de la consistencia del objeto. Debido a que el tejido canceroso es más grueso y más denso que el tejido sano, la reflexión de la onda sonora es diferente.

Durante la prueba de ultrasonido transrectal, el médico inserta una pequeña sonda lubricada, que emite ondas sonoras, en el recto. Una computadora traduce la reflexión de las ondas y las convierte en videocinta. El procedimiento es inocuo, aunque algunos individuos lo consideran molesto.

Si el médico no encuentra nada grave, es probable que ya no sea necesario realizar más pruebas. Si el resultado del ultrasonido sugiere cáncer, se necesita biopsia para confirmarlo.

Más sobre la prueba de antígeno prostático específico (APE)

La prueba del APE fue aprobada por la Administración de Alimentos y Medicamentos (*Food and Drug Administration*) en 1986 como medio para ayudar a detectar el cáncer de próstata. Desde que la prueba fue autorizada, ha habido un incremento en el número de casos del padecimiento — frecuentemente en fases tempranas, cuando el cáncer es curable.

Una vez que se toma la muestra de sangre del brazo, se envía al laboratorio y se somete a un procedimiento denominado análisis inmunoquímico. Esta prueba determina cuánto antígeno prostático específico se encuentra circulando en la sangre.

La lectura de valores entre 0 y 4 nanogramos por mililitro (ng/mL) es normal. Sin embargo, en virtud de que las concentraciones de APE tienden a aumentar según la edad del paciente, algunos centros médicos han ajustado los patrones según la edad (vea "Estándares de APE de la Clínica Mayo").

Si la concentración de APE se encuentra por arriba de lo normal, eso no significa de manera obligada que el paciente tenga cáncer. Algunos hombres tienen concentraciones de APE superiores a lo normal y además tienen próstata sana. Hay otras situaciones diferentes de cáncer que pueden aumentar los valores de APE circulante en la sangre.

Hiperplasia prostática benigna. El crecimiento no canceroso de la próstata es el cuadro más común que se manifiesta con lectura de valores altos de APE. A medida que el tejido prostático aumenta de tamaño, las células que se encuentran en el tejido producen más APE de lo normal — a veces hasta tres veces más.

Prostatitis. La irritación de la próstata debida a inflamación o a infección puede hacer que las células liberen mayores cantidades de APE.

Estándares de APE de la Clínica Mayo

Los urólogos de la Clínica Mayo utilizan la siguiente escala ajustada a la edad para determinar si el nivel de APE está dentro de un margen normal.

Edad	Margen normal de APE
40 a 49	0 a 2.5 ng/mL[*]
50 a 59	0 a 3.5 ng/mL
60 a 69	0 a 4.5 ng/mL
70 a 79	0 a 6.5 ng/mL

[*] Nanogramos por mililitro

Cáncer. Las células cancerosas de la próstata también producen APE. Una lectura de APE superior a lo normal puede indicar la presencia de cáncer en el tejido prostático.

Hay otros factores que también pueden aumentar la concentración de APE:

Eyaculación. A medida que la persona envejece, es más probable que la glándula prostática libere APE al torrente sanguíneo durante el orgasmo. Los hombres de 50 a 80 años de edad pueden experimentar un aumento de 40 por ciento en los valores de APE en la sangre en un lapso menor de una hora tras la eyaculación. Este aumento puede continuar durante 48 horas. Lo expuesto significa que el paciente debe abstenerse de tener actividad sexual por lo menos durante dos días antes de la prueba de APE para ayudar a la precisión de los resultados.

Infección de las vías urinarias. Igual que la infección de la próstata, la infección de las vías urinarias puede aumentar las concentraciones de APE.

Procedimientos prostáticos recientes. Estos procedimientos, en los que se abunda más adelante, pueden irritar temporalmente la glándula prostática, lo que produce inflamación y concentraciones de APE más altas de lo normal:

- Biopsia de próstata
- Resección transuretral de la próstata
- Incisión transuretral de la próstata
- "Masaje" prostático
- Tratamiento de la próstata con microondas
- Tratamiento de la próstata con láser
- Dilatación de la próstata con globo

Una vez que se han efectuado estos procedimientos, es necesario esperar de dos semanas a dos meses para realizar la prueba de APE. Esto permite que el APE regrese a la concentración a la que se encontraba antes del procedimiento.

¿Qué tan precisa es la prueba de APE?

La prueba de APE detecta el cáncer en sus primeras etapas en 80 por ciento de los casos. En cerca de 20 por ciento de los hombres con cáncer prostático inicial, los resultados son normales. Éste es un inconveniente de la prueba — en uno de cinco hombres con cáncer prostático no se puede detectar el cáncer en sus primeras etapas.

Otro inconveniente de la prueba de APE es que no se puede distinguir entre cáncer y otras enfermedades prostáticas. Entre los individuos con valores altos de APE, sólo una tercera parte tiene cáncer. La concentración elevada de APE en las otras dos terceras partes puede deberse a HPB, prostatitis o algún otro factor. Como resultado, muchos

---

Finasteride y APE

Finasteride es un medicamento que se utiliza para tratar la hipertrofia prostática benigna (HPB). Disminuye el tamaño de la próstata suprimiendo ciertas hormonas que estimulan el crecimiento prostático. Finasteride es el mismo fármaco que se toma para favorecer el crecimiento del pelo en los hombres calvos.

Al alterar las concentraciones de hormonas en la glándula prostática, el finasteride reduce la producción de APE en la glándula. La disminución en APE puede ser hasta de 50% y se presenta incluso cuando la persona sufre de cáncer de próstata. En lugar de aumentar para indicar la presencia de cáncer, los valores de APE disminuyen.

Esto trae dudas sobre la precisión de la prueba de APE en los hombres que utilizan el medicamento. Algunos médicos creen que las pruebas de APE no son benéficas para los hombres que toman finasteride. Sin embargo, otros consideran que al reducir los márgenes normales de APE en los hombres que toman finasteride, la prueba de APE puede ser todavía útil. Por ejemplo, si el margen normal de APE para un hombre de 70 años de edad es de 0 a 6.5 ng/mL, el margen normal para un hombre de 70 años que toma finasteride podría ser de 0 a 3.25 ng/mL.

Es esencial que el médico sepa que está tomando el medicamento, de modo tal que pueda vigilar e interpretar apropiadamente los resultados del APE.

hombres que no tienen cáncer deben someterse a otras pruebas para descartarlo.

Aun así, la prueba de APE es un examen más preciso que, por ejemplo, la mamografía para el cáncer de mama o la placa radiográfica del tórax para el cáncer de pulmón.

El gran debate

No todos los médicos ni las organizaciones están de acuerdo en los beneficios de la prueba de APE dadas sus limitaciones. Por ello, esta simple prueba se ha convertido en una de las herramientas de detección sujetas a mayor controversia en la medicina actual.

Los beneficios

Casi no hay dudas sobre si la investigación regular de APE puede ayudar a identificar el cáncer de próstata mucho antes de que los síntomas aparezcan. La prueba de APE, con frecuencia, puede detectar cáncer cuando todavía está confinado a la glándula. El cáncer localizado es mucho más fácil de tratar y de curar que el cáncer que se ha diseminado a otros órganos.

No todas las formas de cáncer de próstata son iguales. Algunas crecen muy lentamente y permanecen confinadas a la glándula. Otros son más agresivos y se pueden diseminar con mayor rapidez a otros órganos. Si la prueba de APE detecta una forma agresiva de cáncer de próstata, puede salvar la vida.

El año 1997 marcó la primera reducción en muertes por cáncer de próstata. Muchos médicos creen que la prueba es un factor importante atrás de la disminución. Sin embargo, los expertos en salud no han podido probar con certeza que la prueba reduzca el número de muertes por cáncer de próstata.

Las limitaciones

La prueba APE es algo lejano a lo ideal o perfecto. En 20 por ciento de los hombres en quienes la prueba no logra identificar cáncer de próstata, puede surgir la falsa sensación de seguridad sobre la salud de la glándula. Entre los hombres con APE elevado, dos de tres se preocupan sin necesidad y se someten a procedimientos médicos caros e innecesarios.

Existe también la interrogante de si el examen puede conducir a un tratamiento innecesario. Si tiene un tipo de cáncer que se esté desarrollando lentamente, tal vez pueda vivir con él por años sin que esto le provoque ninguna molestia, pero algunos hombres pueden sentir que esta situación es difícil de aceptar. Cuando saben que tienen cáncer buscan un remedio rápido con el cual erradicarlo, como la radiación o la cirugía. Estos tratamientos pueden provocar efectos colaterales, incluyendo incontinencia o impotencia. El resultado puede ser una disminución en la calidad de vida de hombres que de no realizar lo anterior podrían vivir una vida saludable y productiva.

Por último, existe la controversia de si la detección temprana del cáncer de próstata realmente salva vidas. Ciertos estudios, incluyendo algunos de la Clínica Mayo, afirman que sí. Sin embargo, otros no sostienen esta idea. En estos últimos se señala que en algunas partes de Estados Unidos el cáncer de próstata no ha disminuido en absoluto desde que la detección de APE se aplica. Una razón de las diferencias que se han encontrado es que, en algunas áreas, el examen se aplica desde hace pocos años y es probable que se necesite más tiempo para que los beneficios para salvar vidas sean sustanciales.

¿Un acuerdo futuro?

Dos estudios que se encuentran ahora en proceso pueden proporcionar ciertas respuestas y ayudar a llegar a un acuerdo sobre el debate del tema del APE. Sin embargo, pueden transcurrir años antes de que se conozcan los resultados.

PLCO. La investigación sobre próstata, pulmón, colon y recto, y ovario (PLCO, por sus siglas en inglés) es un gran estudio multimillonario auspiciado por el Instituto Nacional de Cáncer de Estados Unidos para determinar si la investigación y detección temprana del cáncer salvan vidas. Para el cáncer de próstata, a los hombres se les realiza la prueba una vez al año durante cuatro y luego se los controla por 12 años más.

PIVOT. La investigación sobre intervención de cáncer de próstata contra observación (PIVOT, por sus siglas en inglés) está finaciada por el Departamento de Asuntos de Veteranos y el Instituto Nacional de Cáncer de Estados Unidos.

PIVOT es otro estudio grande y prolongado que espera determinar la mejor manera de tratar el cáncer confinado a la próstata — ya sea realizar cirugía para eliminar la glándula o dejarla y observar si el cáncer se disemina ("espera vigilante"). A los participantes del estudio se les realizan exámenes regulares y periódicamente llenan cuestionarios relacionados con la calidad de vida.

Últimas recomendaciones

Así que, mientras tanto, ¿qué hace? ¿Se debe hacer una prueba de APE o no?

No hay una respuesta definitiva. De las organizaciones médicas que han tomado una decisión sobre la prueba de APE, cerca de una tercera parte apoya su uso, otra tercera parte tiene una posición neutral y otra tercera parte no la apoya.

La Sociedad Americana de Cáncer de Estados Unidos (SAC) y la AUA se encuentran entre las que apoyan. Estas asociaciones han recomendado que la prueba de APE se ofrezca a todos los hombres a partir de los 50 años, junto con la información de los beneficios y riesgos en caso de encontrarse cáncer. También sugieren que los hombres de raza negra y otros que tengan antecedentes familiares de cáncer de próstata comiencen con la determinación del APE a la edad de 40 años.

Sobre el tiempo que debe seguirse realizando la prueba, la SAC y la AUA recomiendan que sea de por vida. Sin embargo, algunos médicos consideran que después de los 70 años la prueba comienza a perder su valor y ya no es necesaria.

Punto de vista de la Clínica Mayo

Los urólogos de la Clínica Mayo comprenden las limitaciones de la prueba de APE y concuerdan en que está muy lejos de ser perfecta. Pero recomiendan su uso porque es la mejor herramienta de investigación disponible para la detección de cáncer de próstata en las primeras etapas. Es especialmente benéfica para hombres jóvenes que tienen cánceres curables.

Como sucede con todas las otras formas de cáncer, mientras más pronto se detecta el cáncer de próstata, mayores son las probabilidades de recuperación completa. La detección temprana también permite contar con tiempo para tomar buenas decisiones terapéuticas.

De acuerdo con la SAC y la AUA, los urólogos de la Clínica Mayo recomiendan que la prueba se comience a realizar a los 50 años, a menos de que haya un alto riesgo. Si el paciente es de raza negra o hay antecedentes familiares de cáncer de próstata se sugiere comenzarla a los 40 años de edad. Los urólogos de la Clínica Mayo también recomiendan que se siga realizando la prueba anualmente hasta los 75 años. Después de los 75 años de edad casi siempre basta con el tacto rectal cada año.

Si tiene preguntas sobre la prueba de APE —el riesgo de recibir un resultado falso o lo que procede en caso de encontrar cáncer— no dude en comentar, con anticipación, todas estas inquietudes con el médico.

En busca de una mejor herramienta de detección

Los investigadores siguen buscando una prueba diagnóstica más precisa y específica para el cáncer de próstata que pueda reducir o eliminar algunas desventajas de la prueba del APE. Hay varias opciones que se encuentran ahora en proceso de estudio:

Prueba de APE libre. El APE se presenta de dos formas — el APE que se une a proteínas plasmáticas y el APE que no se une, denominado "libre". La prueba común determina ambos, ya sea el APE libre o el unido a proteínas, para conocer la concentración total de APE en la sangre. Sin embargo, los investigadores han observado que es más probable que el cáncer produzca APE que se une a las proteínas de la sangre, mientras que la HPB se asocia con el incremento de APE libre.

La prueba de APE libre indica cuánto APE libre circula en la sangre y cuánto se une a proteínas. Mientras más bajo es el porcentaje de APE libre, es más probable que el incremento de las concentraciones del antígeno se deba a la presencia de cáncer. Mientras más alto es el porcentaje de APE libre, mayor el riesgo de que la causa sea HPB.

Prueba de velocidad de APE. Esta prueba determina la velocidad de cambio en las concentraciones de APE. Los científicos creen que el número de moléculas de APE crece con mayor rapidez en alguien que tiene cáncer de próstata en comparación con los que padecen HPB o prostatitis.

Prueba de densidad de APE. La densidad de APE (DAPE) se determina mediante la división de la concentración del antígeno entre el volumen prostático. El volumen de APE se puede obtener por ultrasonido. Un DAPE más alto generalmente indica probabilidades más altas de cáncer.

Prueba de APE ultrasensible. Esta prueba especializada es capaz de detectar cantidades mínimas de APE en el torrente sanguíneo. Si ya ha recibido tratamiento para cáncer de próstata, se puede detectar recurrencia de cáncer mucho más temprano que con otras pruebas — tal vez con uno o dos años de anticipación.

Otros marcadores. Otras sustancias similares a APE pueden servir como marcadores para el cáncer de próstata en sus inicios. Éstas incluyen calicreína glandular humana, cromogranina A y antígeno prostático específico de membrana (AMPE). Estas pruebas diagnósticas podrían, en un momento dado, resultar un indicador más confiable de cáncer de próstata.

Investigación del gen. Si los investigadores pueden identificar al gen responsable del cáncer de próstata, los hombres que fueran portadores podrían ser vigilados de manera más estrecha para identificar dicho cáncer en estadios muy iniciales. Tales pacientes podrían, incluso, prevenir el padecimiento mediante cambios de estilo de vida, incluido el cambio de dieta.

Respuestas a sus preguntas

¿Puede mi médico familiar realizar el examen de próstata?
Absolutamente. Los médicos familiares son vitales en el proceso del diagnóstico no sólo de cáncer, sino de otras anormalidades prostáticas. El tacto rectal y las pruebas de APE son exámenes rutinarios, con los que casi todos los médicos están familiarizados.

¿Cuándo debo consultar al urólogo?
El médico familiar le puede recomendar consultar al urólogo si tuviera alguna inquietud sobre los resultados, si sospechara la presencia de cáncer, o si pensara que el urólogo podría tratar mejor el problema no canceroso, como HPB o prostatitis. Si padece un problema para orinar, la concentración de APE está elevada o el médico familiar detecta alguna alteración con el tacto rectal, es recomendable consultar al urólogo.

¿Puedo solicitar una prueba de APE si mi médico no me la indica de rutina?
Puede hacerlo. La mayor parte de los planes de atención de la salud le permite obtener los exámenes médicos que desee. Sin embargo, el plan puede no incluir el pago de la prueba. Consulte al médico o a un vendedor del seguro de gastos médicos para especificar si está incluida la prueba de APE, antes de solicitarla.

Mi cifra de APE casi siempre ha estado muy baja. Sigue dentro de valores normales, pero ha aumentado. ¿Hay motivo para preocuparme?
Con la edad, la concentración de APE puede aumentar ligeramente. Sin embargo, un cambio muy notable en el valor amerita valoración integral, aun cuando el resultado sea "normal".

Tengo 79 años de edad. ¿Por qué ya no necesito la prueba del APE?
Las pruebas de APE son más benéficas para detectar cáncer en sus fases muy tempranas. Si presenta signos tempranos de cáncer de próstata después de los 75, es poco probable que el cáncer le cause problemas serios. Por lo tanto, no es necesario someterlo a pruebas ni preocuparlo sobre todo lo que acompaña al cáncer. Los hombres de edad avanzada que desarrollan cáncer de próstata generalmente mueren por causas diferentes de ese cáncer.

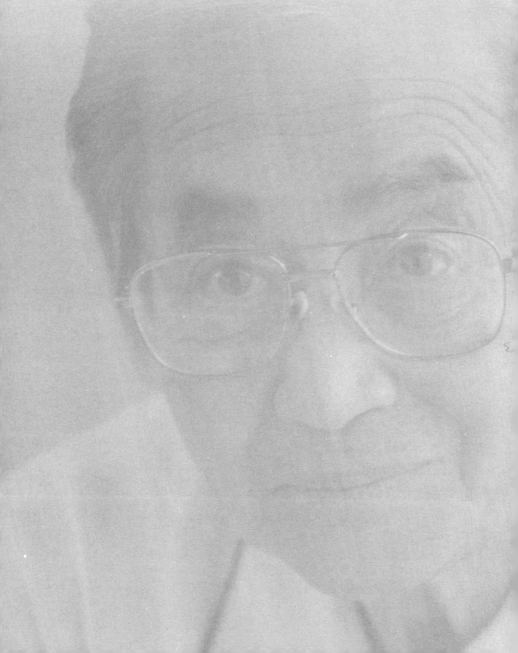

Parte 2

Problemas no cancerosos

Capítulo 3

Vivir con prostatitis

Uno de los problemas más comunes de la próstata que enfrentan los hombres es algo que rara vez se escucha. De acuerdo con lo estimado, más de la cuarta parte de las consultas médicas masculinas por problemas genitales o urinarios están relacionadas con prostatitis. No sólo es común el problema, sino de difícil diagnóstico y tratamiento.

Prostatitis es un término general para la inflamación de la glándula prostática. Esta inflamación puede deberse a infección o a otro factor irritante. Aunque muchos aspectos sobre el padecimiento no están claros, los médicos consideran que el diagnóstico preciso es crucial para el tratamiento. Esto se debe a que la prostatitis puede aparecer por lo menos de tres maneras:

Bacteriana aguda

Ésta es la forma menos común y más grave de la enfermedad. Es el resultado de una infección en la glándula prostática que produce síntomas graves y con frecuencia súbitos. Entre ellos se incluye la combinación de:

- Fiebre
- Escalofríos
- Sensación generalizada de un cuadro de catarro
- Dolor en la porción inferior de la espalda y área genital
- Dolor o ardor al orinar
- Dificultad para orinar o disminución del flujo urinario
- Dificultad para vaciar la vejiga al orinar

- Necesidad frecuente y a veces urgente de orinar
- Orina teñida de sangre
- Eyaculación dolorosa

Por lo general, las bacterias que se encuentran en las vías urinarias o en el intestino grueso son las causantes de este tipo de prostatitis. Debido a que la prostatitis bacteriana aguda puede desencadenar problemas serios, incluida la imposibilidad para orinar y la infección en el torrente sanguíneo (bacteriemia), es importante consultar al médico de inmediato. Si los síntomas son graves, será necesario hospitalizar durante algunos días hasta que comience a mejorar.

Bacteriana crónica

Este cuadro también es causado por una infección bacteriana. Sin embargo, a diferencia de la prostatitis aguda, los síntomas casi siempre se desarrollan con mayor lentitud y son menos graves. Entre ellos se encuentran:

- Orinar con frecuencia
- Súbita e imperiosa urgencia de orinar
- Dolor o sensación ardorosa al orinar
- Orinar de manera excesiva durante la noche
- Dolor en la porción inferior de la espalda y en el área genital
- Dificultad para iniciar o continuar la micción
- Disminución del flujo urinario
- Sangre ocasional en el semen
- Eyaculación dolorosa
- Fiebre ligera
- Infección recurrente en la vejiga

No se sabe con certeza lo que causa la infección bacteriana crónica. Igual que sucede con la infección aguda, puede deberse a las bacterias de las vías urinarias. Otras causas pueden ser infección de la vejiga o de la sangre. La infección puede aparecer tras un traumatismo en las vías urinarias o la inserción de un instrumento —casi siempre una sonda— en la uretra. Por eso los médicos, de manera rutinaria, indican antibióticos después de la colocación de una sonda urinaria.

En ocasiones se pueden encontrar cálculos calcificados que se forman en la próstata y atraen bacterias. En raras ocasiones la infección es el resultado de un defecto estructural subyacente de la glándula, la cual en este caso se constituye como un sitio de cúmulo de bacterias.

Esta forma de prostatitis con frecuencia es permanente (se hace crónica) porque la infección es difícil de eliminar. Los antibióticos que se toman para combatir la infección presentan dificultad para penetrar en el tejido prostático.

No bacteriana crónica

La mayoría de los hombres con prostatitis tiene este tipo. Por desgracia, también es la más difícil de diagnosticar y tratar. En lugar de intentar curar el padecimiento, el objetivo principal casi siempre es aliviar los síntomas.

Los síntomas de la prostatitis no bacteriana crónica son casi los mismos que los de la prostatitis bacteriana crónica, pero hay un factor distintivo entre ambas: en este tipo de prostatitis, el médico no puede detectar bacterias en la orina o en el líquido procedente de la próstata. Sin embargo, los glóbulos blancos en las muestras de orina indican que hay inflamación.

La principal razón de que la prostatitis no bacteriana sea tan difícil de diagnosticar y tratar es que se desconoce su causa. Hay teorías que apoyan la existencia de posibles detonadores en el proceso inflamatorio. Empero, de ninguna se tiene la certeza y muchas no se comprenden del todo. Entre las posibles causas están:

Actividad sexual. Los hombres jóvenes con vida sexual activa que tienen inflamación de la uretra (uretritis) o alguna enfermedad de transmisión sexual, como gonorrea o infección por *Chlamydia*, tienen mayores probabilidades de desarrollar prostatitis no bacteriana crónica. En algunos individuos, la reducción en la frecuencia de relaciones sexuales también puede ser una factor contribuyente.

Otros agentes infecciosos. La inflamación puede estar relacionada con algún tipo de agente infeccioso que las técnicas actuales no detectan.

Angustia o estrés. Estas situaciones pueden provocar que se constriñan el músculo del esfínter urinario, el cual controla el flujo de orina de la vejiga, y los músculos que están localizados entre las piernas y sostienen a la vejiga y el recto (músculos del piso pélvico). La contracción muscular puede hacer que los músculos no se relajen de manera adecuada e irriten la glándula o hagan que los líquidos de la uretra se regresen a la próstata, con lo cual se irritan los tejidos internos.

Detener e iniciar la micción. En lugar de relajarse y dejar que la orina fluya libremente, algunos hombres mientras orinan, con frecuencia, detienen y reinician el proceso. El detener el flujo de orina puede provocar que se regrese e irrite la próstata.

Levantar objetos pesados. Levantar objetos pesados con la vejiga llena también puede provocar que la orina se regrese a la próstata.

Ciertas ocupaciones. Las ocupaciones que someten a la próstata a mucha vibración, como manejar un camión o mover equipo pesado, se pueden asociar con infección bacteriana crónica.

Actividades de recreación. Las actividades frecuentes como andar en bicicleta o correr a veces irritan la glándula.

¿De cuál tipo padece?

Los dos pasos más importantes en el diagnóstico de prostatitis son: descartar otros problemas que pueden causar síntomas similares y determinar el tipo de prostatitis de que se trata.

Para hacer lo mencionado, el médico pregunta al paciente sobre los síntomas: ¿Cuáles son? ¿Aparecen y desaparecen o son persistentes? ¿Cuándo aparecieron por primera vez? ¿Puede mencionar algunos cambios en su rutina o estilo de vida que concuerden con el inicio de los síntomas? Es posible que el médico también interrogue sobre procedimientos médicos recientes, infecciones previas, hábitos sexuales, ocupación y si tiene antecedentes familiares de problemas prostáticos.

Por lo general lo que sigue es exploración física. Incluye examen del abdomen y del área pélvica para buscar puntos dolorosos y tacto rectal de la próstata. Cuando está inflamada, la próstata con frecuencia se palpa de mayor tamaño y es dolorosa al tacto.

En el tacto rectal el médico puede tomar una muestra de líquido de la glándula. Al hacerlo, frota un dedo enguantado previamente contra la pared del recto adyacente a la próstata, lo que obliga la salida del líquido a través de la uretra. De ahí, pasa a lo largo del pene. Se recoge el líquido y se examina al microscopio para identificar signos de infección o inflamación. Este procedimiento se conoce con el nombre de "masaje" prostático.

También se requiere de una muestra de orina para observar si hay bacterias y glóbulos blancos. La presencia de glóbulos blancos o leucocitos indica inflamación. Las bacterias indican infección. Si la prueba de orina indica inflamación e infección, es probable que tenga prostatitis bacteriana. Si en la prueba se encuentran glóbulos blancos, pero no bacterias, es probable que se trate de un cuadro no bacteriano. Si no se encuentran bacterias ni glóbulos blancos, los síntomas pueden atribuirse a otros padecimientos. Entre estos últimos se menciona una alteración que recibe el nombre de prostatodinia, que se comenta más adelante dentro de este capítulo.

Diseño de un plan terapéutico

Una vez que el médico determina el tipo de prostatitis que padece, ambos pueden colaborar en el plan de tratamiento y tal vez de curación del problema. Puesto que casi nunca se conoce la causa de prostatitis no bacteriana crónica, esta forma de padecimiento suele ser de difícil tratamiento. Sin embargo, con paciencia y experimentación, muchos individuos encuentran la manera de manejar la situación y la controlan para que no interfiera seriamente con la vida cotidiana.

Medicamentos
Uno o más de los siguientes medicamentos pueden ayudarle a controlar sus síntomas.

Antibióticos. Los antibióticos son los medicamentos tradicionales de primera línea para el tratamiento de todas las formas de prostatitis. El médico le administrará tal vez un antibiótico de amplio espectro para combatir la infección bacteriana. Tan pronto se determine cuál es la bacteria específica que está causando la infección —según los resultados de las muestras de orina y líquido prostático— se le indicará un fármaco diferente más efectivo para eliminar las bacterias.

El tiempo necesario de administración del antibiótico varía de acuerdo con la respuesta de la infección. En los casos agudos, sólo se requiere medicamentos durante algunas semanas. Por otro lado, la prostatitis bacteriana crónica suele ser más resistente a los antibióticos, lo que hace menos efectivos a los fármacos. Toma más tiempo curar la infección y a veces no se logra. Además, se puede tener una recaída al retirar el medicamento. Si sucede esto, se requiere la administración de antibióticos a dosis bajas diariamente por un periodo indefinido para mantener la infección bajo control.

Aunque la prostatitis no bacteriana no es causada por infección, algunos médicos recetan antibiótico durante algunas semanas para observar si ayuda a mejorar los síntomas. Si el fármaco no ayuda, el médico le recomendará interrumpirlo. Si mejoran los síntomas, puede sugerir continuar el tratamiento por unas cuantas semanas más. Algunas personas con prostatitis no bacteriana notan que una dosis baja y continua de antibiótico ayuda a prevenir los síntomas o reducir la gravedad. Se desconoce el mecanismo de acción del medicamento.

Alfa-bloqueadores. En caso de dificultad para orinar, tal vez por obstrucción de las vías urinarias, el médico puede indicar un alfa-bloqueador. Los alfa-bloqueadores ayudan a relajar la próstata y el cuello de la vejiga, lo que mejora el flujo urinario. Debido a que puede eliminar más orina, reducen el número de veces que se levanta en la noche para ir al baño.

Analgésicos. Un analgésico que se expende sin receta, como el ácido acetilsalicílico, un fármaco antiinflamatorio no esteroideo o el paracetamol, puede ayudar a aliviar el dolor y las molestias. Sin embargo, es necesario platicar con el médico sobre la cantidad de analgésico que debe tomar para así evitar los efectos colaterales.

Terapia física

El estiramiento y la relajación de los músculos pélvicos inferiores ayudan a aliviar los síntomas en algunos hombres. El fisioterapeuta le puede guiar sobre cuáles ejercicios son benéficos y cómo deben realizarse. El calor, en forma de diatermia, se puede incluir en las sesiones de tratamiento. Este procedimiento utiliza corrientes eléctricas para calentar los tejidos de los músculos, para hacerlos más flexibles y fáciles de relajar. Después de trabajar con el fisioterapeuta, deberá continuar solo con los ejercicios en casa.

El fisioterapeuta también puede indicar otras técnicas de relajación, como la biorretroalimentación. Ésta utiliza la tecnología para enseñarle cómo controlar ciertas respuestas corporales, incluida la relajación de los músculos. Durante una sesión de biorretroalimentación, un terapeuta capacitado aplica electrodos y otros sensores en la piel en varias partes del cuerpo. Los electrodos se conectan a un monitor que informa sobre las funciones corporales, entre ellas la tensión muscular. Una vez que están colocados los electrodos, el terapeuta utiliza las técnicas de relajación para calmarlo disminuyendo la tensión muscular. De esta manera, el paciente aprende cómo producir estos cambios por sí mismo.

Los médicos no saben con seguridad por qué la terapia física funciona en los casos de prostatitis. Especulan que entre algunos individuos, la prostatitis puede deberse a músculos tensos o irritados.

Baños de asiento

Muchos hombres notan que estos baños pueden aliviar el dolor y relajar los músculos pélvicos y de la porción inferior del abdomen.

Los baños de asiento simplemente consisten en sentarse y remojar la mitad inferior del cuerpo en agua tibia.

Cuando se diagnostica el cuadro por primera vez, el médico puede recomendar baños de asiento dos o tres veces al día durante 30 minutos. Para la prostatitis aguda, la temperatura debe mantenerse por debajo de 37.5°C. Si la enfermedad es crónica, las temperaturas hasta 46°C son correctas.

Masaje prostático

El masaje de la próstata, con frecuencia, puede ayudar a aliviar la congestión de la glándula debida a infección y destapar los pequeños

Prácticas comunes pero no probadas

Debido a que la prostatitis crónica es difícil de comprender y de tratar, al paso de los años los hombres han experimentado con diferentes cambios de estilo de vida para controlar los síntomas. Algunas de las prácticas más comunes incluyen:

- Beber gran cantidad de agua
- Limitar el consumo de alcohol, cafeína y alimentos muy condimentados
- Ir al baño a intervalos regulares
- Tener relaciones sexuales frecuentes

Aunque estas prácticas no causan ningún daño, tampoco hay evidencia científica de que sean benéficas. Los estudios todavía no han mostrado que los cambios en dieta, hábitos para ir al baño o sexuales puedan curar la prostatitis o aliviar los síntomas.

Sin embargo, esto no significa que si considera útiles estas prácticas tenga que interrumpirlas. Por razones que no están claras, algunos hombres consideran que las cosas simples, como evitar largos periodos de estar sentado o ciertos alimentos o bebidas, mejoran su situación.

Para muchos hombres con prostatitis, vivir con el padecimiento a veces les hace limitar las actividades que exacerban el cuadro y realizar otras que lo mejoran. Sin saber por qué o cómo, los cambios ayudan.

Conseguir alivio de prostatitis crónica puede ser un proceso largo capaz de tomar meses. La situación también puede recurrir sin razón aparente.

conductos bloqueados por bacterias. Además, el masaje puede mejorar la efectividad de los antibióticos al lograr penetración más profunda a los tejidos infectados.

Cuando en realidad no es prostatitis

En ocasiones, hay hombres que acuden a consulta por un cuadro que parece prostatitis, pero que no lo es, sino que se trata de otro padecimiento que se llama prostatodinia. Las personas con este problema se refieren a los síntomas como que les duele "ahí abajo", lo que significa cualquier punto de la región genital. Los síntomas, de manera típica, se parecen a la prostatitis no bacteriana crónica. La diferencia entre ambas entidades es que en la prostatodinia, las muestras de orina y de líquido prostático no muestran evidencia de infección o inflamación. No se detectan bacterias ni glóbulos blancos en las muestras.

Más que un problema con la glándula prostática, la prostatodinia se debe a alteración en los músculos del piso pélvico. Cuando la persona se encuentra sujeta a tensión, es probable que no se relajen por completo los músculos que sostienen la vejiga y la uretra, lo que causa dificultades para orinar. Esta teoría podría explicar por qué la mayoría de los hombres con prostatodinia tiende a presentar la denominada personalidad tipo "A", es decir, exigentes consigo mismos, tensos y con estrés. La prostatodinia también se presenta con mayor frecuencia entre los corredores de maratón, ciclistas, triatletas, levantadores de pesas y conductores de camiones.

El tratamiento de la prostatodinia es similar en muchas formas al tratamiento de la prostatitis no bacteriana. Por lo general, la fisioterapia para ayudar a relajar los músculos del piso pélvico es el primer paso. El médico también puede recomendar cursos de manejo de estrés para ayudarle a prevenir y enfrentarlo mejor.

Puede ser de utilidad la administración de un alfa-bloqueador para relajar los músculos de la próstata y del cuello de la vejiga. Algunos pacientes tienen que seguir tomando el medicamento de por vida porque sus síntomas reaparecen cada vez que lo interrumpen. También se pueden probar los baños de asiento para observar si los síntomas mejoran.

Respuestas a sus preguntas

¿La prostatitis aumenta el riesgo de desarrollar cáncer?
No hay evidencia de que la prostatitis aguda o crónica provoque mayor riesgo de padecer cáncer de próstata. Sin embargo, la prostatitis aumenta la concentración de antígeno prostático específico en la sangre. En estas condiciones, es aconsejable repetir la prueba después del tratamiento con antibióticos. En el caso de prostatitis crónica, consulte al médico sobre la posibilidad de hacerse la prueba del APE libre (vea la página 20).

¿Puedo contagiarle mi infección de la próstata a mi pareja sexual al tener relaciones?
Puede aparecer prostatitis como resultado de una enfermedad de transmisión sexual, pero la prostatitis por sí misma no es contagiosa. La prostatitis no se puede transmitir por contacto sexual, así que su pareja sexual no tiene por qué preocuparse del contagio de la infección.

¿La prostatitis puede dejarme estéril?
Sí. La enfermedad puede interferir con el desarrollo del semen, lo que dificulta que el líquido se eyacule de manera apropiada durante el acto sexual. Debido a que el semen contiene espermatozoides puede reducirse el índice de fertilidad. Algunos estudios también indican que hay calidad deficiente del esperma en algunos individuos con prostatitis.

¿Se emplea cirugía para tratar el padecimiento?
Generalmente los médicos prefieren los procedimientos no quirúrgicos. Pero si la enfermedad afecta de manera drástica la fertilidad o los antibióticos no mejoran los síntomas, el médico puede recomendar cirugía. Un cirujano puede tratar de abrir los conductos bloqueados de la glándula para aliviar la congestión y ayudar a que el semen fluya mejor. No se recomienda la cirugía para una enfermedad no bacteriana.

¿La planta llamada palmito dentado puede ayudar a aliviar los síntomas?
Los estudios demuestran que el palmito dentado puede ser un tratamiento efectivo para el crecimiento no canceroso de la próstata (hiperplasia prostática benigna). Sin embargo, no hay evidencia de que esta planta alivie la infección o inflamación asociadas con la prostatitis. Acerca del palmito dentado se comenta más adelante (página 154).

Capítulo 4

Entender la hiperplasia prostática benigna (HPB)

A l nacimiento, la próstata tiene el tamaño de un chícharo. Crece con lentitud durante la niñez y en la pubertad tiene una fase de crecimiento rápido. Al llegar a los 25 años de edad, la próstata está completamente desarrollada.

Sin embargo, la mayoría de los hombres experimenta un segundo periodo de crecimiento prostático. Cuando llegan a la mitad del decenio de los 40 años de edad, las células de la porción central de la glándula —donde la próstata rodea a la uretra— comienzan a reproducirse más rápido de lo normal. A medida que los tejidos del área aumentan de tamaño, con frecuencia presionan la uretra y obstruyen el flujo urinario (vea la ilustración). La hiperplasia prostática benigna es el término médico para esta alteración. Se le conoce comúnmente por las siglas HPB.

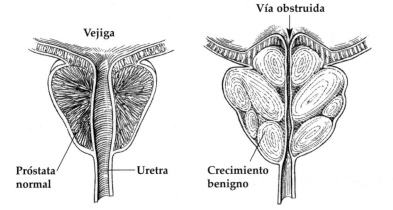

La uretra, el tubo que drena la vejiga, está rodeada por la glándula prostática. La hiperplasia prostática benigna es el resultado de que los tejidos de la porción central de la próstata aumenten de tamaño y presionen la uretra, afectando el flujo urinario normal.

Un asunto común de la vida

Las probabilidades de que se presente HPB aumentan con la edad. La HPB afecta a la mitad de los hombres alrededor de los 60 años de edad y a cerca de 80 por ciento de los hombres a la edad de 80 años.

No se conocen las causas del crecimiento prostático. Los investigadores creen que al envejecer la glándula se hace más susceptible a los efectos de las hormonas masculinas, como la testosterona. Estas hormonas hacen que ciertos tejidos prostáticos crezcan.

Hay otros factores que tal vez desempeñen alguna función. Los antecedentes familiares de HPB pueden aumentar las probabilidades de padecer la enfermedad, lo que sugiere una posible relación genética. La HPB es más común en hombres americanos y europeos que en los de ascendencia asiática. Este hecho sugiere un posible componente asociado con el estilo de vida. Por razones desconocidas es más probable que los hombres casados padezcan HPB que los solteros.

Afortunadamente, el cuadro tiene diversos grados de gravedad y no siempre representa un problema. Sólo la mitad de los hombres con HPB experimenta síntomas y manifiestan molestias que los obligan a buscar atención médica. Estos síntomas y signos pueden incluir:

- Un chorro débil de orina
- Dificultad para comenzar a orinar
- Detener y continuar la micción
- Goteo al final de la micción
- Necesidad frecuente o urgente de orinar
- Orinar más por la noche (nicturia)
- Imposibilidad de vaciar la vejiga

Sólo si la HPB impide el vaciamiento de la vejiga representa una amenaza seria para la salud. La vejiga que está siempre llena puede dar por resultado infección vesical recurrente y daño renal.

En casi la mitad de los hombres con HPB, los síntomas permanecen igual o mejoran. En la otra mitad empeoran de manera gradual.

Consulta con el médico

Si sufre de problemas urinarios, es conveniente solicitar consulta con un médico o mencionarle sus síntomas en la próxima visita de rutina. El médico puede determinar si padece HPB y si sus síntomas justifican tratamiento. Si los síntomas no son muy molestos y no representan una amenaza a la salud, es posible que no se requiera de tratamiento. Sin embargo, eso no significa que debe ignorar la sintomatología urinaria. En lugar de ser HPB, los síntomas pueden ser aviso temprano de otra situación más grave, como la presencia de un cálculo renal, infección de la vejiga, efectos colaterales de tratamiento farmacológico, insuficiencia cardiaca, diabetes, un problema neurológico, prostatitis o cáncer de la próstata.

El médico le interrogará sobre los síntomas, la fecha de aparición y con qué frecuencia se presentan. También necesitará saber sobre los problemas de salud que ha tenido, los medicamentos que está tomando y si hay antecedentes de problemas de próstata en la familia. Además, la revisión puede incluir:

- Tacto rectal para palpar si la próstata ha aumentado de tamaño y así ayudar a descartar cáncer en esa glándula
- Una prueba de orina para descartar infección o una condición que pueda producir síntomas similares
- Una prueba de APE en sangre para ayudar a descartar cáncer de próstata

El diagnóstico

Si los resultados de las pruebas previas sugieren HPB, el médico realizará algunos exámenes adicionales que pueden ayudar a confirmar el diagnóstico de HPB y determinar su gravedad.

Índice de síntomas de la AUA

Se trata de un cuestionario breve desarrollado por la Asociación Urológica Americana de Estados Unidos. Le interroga sobre los síntomas urinarios específicos asociados con HPB y sobre la frecuencia con que se presentan (vea "¿Cómo se valora?" en la siguiente página).

Prueba de flujo urinario

Esta prueba mide la fuerza y cantidad del flujo urinario. Un índice de flujo de más de 15 mililitros por segundo (mL/seg) es normal o significa sólo enfermedad leve. Un índice de 10 a 15 mL/seg con frecuencia se asocia con síntomas moderados. Cualquier valor inferior a 10 mL/seg, por lo general, indica HPB grave.

Mediante el análisis de los resultados de esta prueba, el médico puede determinar si los patrones de flujo urinario empeoran con el

¿Cómo se valora?

La Asociación Urológica Americana de Estados Unidos ha elaborado esta hoja para ayudar a los médicos a evaluar la gravedad de la hiperplasia prostática benigna.

Preguntas	Nunca	Menos de 1 vez en 5	Menos de la mitad del tiempo	Más o menos la mitad del tiempo	Más de la mitad del tiempo	Casi siempre	Registro
En el último mes, ¿con qué frecuencia ha tenido la sensación de no vaciar la vejiga completamente una vez que termina de orinar?	0	1	2	3	4	5	_____
En el último mes, ¿con qué frecuencia ha tenido que orinar otra vez menos de dos horas después de haber terminado de orinar?	0	1	2	3	4	5	_____
En el último mes, ¿con qué frecuencia ha notado que detiene e inicia varias veces el flujo al orinar?	0	1	2	3	4	5	_____
En el último mes, ¿con qué frecuencia ha percibido que es difícil posponer la micción?	0	1	2	3	4	5	_____
En el último mes, ¿con qué frecuencia ha tenido chorro débil de orina?	0	1	2	3	4	5	_____
En el último mes, ¿con qué frecuencia ha tenido que hacer fuerza para comenzar a orinar?	0	1	2	3	4	5	_____

	Ninguna	1 vez	2 veces	3 veces	4 veces	5 o más veces	
En el último mes, ¿cuántas veces se paró de la cama en la noche para ir a orinar?	0	1	2	3	4	5	_____

Registro total _____

Clave de evaluación

Síntomas leves: 0 a 7 puntos totales
Síntomas moderados: 8 a 19 puntos totales
Síntomas graves: 20 a 35 puntos totales

tiempo y a qué velocidad. Sin embargo, es conveniente recordar que el índice de flujo normalmente disminuye con la edad. El flujo urinario restringido también puede ser signo de otros problemas, como debilidad de los músculos de la vejiga.

Prueba de volumen residual posterior al vaciamiento

Esta prueba determina si puede vaciar la vejiga. La prueba se hace de dos maneras: se inserta una sonda pequeña en la uretra y se conduce en dirección ascendente hacia la vejiga, o bien, mediante el uso de imagen ultrasonográfica se observa el interior de la vejiga.

El método ultrasonográfico es más común pero menos preciso. Debido a que los resultados de esta prueba pueden variar, se tendrá que hacer más de una vez para obtener una lectura confiable.

Ultrasonido

La imagen ultrasonográfica también se utiliza para calcular el tamaño de la glándula prostática. Además, puede detectar problemas como obstrucción renal, cálculos en los riñones o la próstata, o un tumor.

Estudios urodinámicos

Si el médico sospecha que los síntomas se pueden relacionar con un problema de la vejiga, más que con HPB, puede sugerir una serie de pruebas para valorar la presión y función de la vejiga.

Estas pruebas se realizan mediante la introducción de un pequeño catéter a través de la uretra, hasta la vejiga. La presión vesical se determina durante la micción. También se inyecta agua en la vejiga para cuantificar la presión interna y valorar la efectividad de la contracción vesical.

Cistoscopia

Este procedimiento consiste en el uso de un tubo delgado que contiene una lente con sistema de luz (cistoscopio) que se inserta en la uretra. Permite al médico observar el interior de la uretra, vejiga y próstata. El procedimiento puede detectar problemas que incluyen crecimiento de esta última, obstrucción de la uretra o del cuello vesical, anormalidad anatómica o desarrollo de cálculos en la vejiga.

Pielograma intravenoso

El pielograma intravenoso (también conocido como urografía excretora) es una imagen de las vías urinarias que se utiliza para ayudar a detectar una obstrucción u otra anormalidad. Se inyecta medio de contraste en una vena y se toma una placa radiográfica de los riñones, la vejiga y los conductos que unen los riñones con la vejiga (uréteres). El medio de contraste permite identificar el bloqueo. Debido a las técnicas nuevas de imagenología y al riesgo de reacción alérgica al medio de contraste, cada vez se utiliza con menor frecuencia este procedimiento.

Respuestas a sus preguntas

¿Son dolorosas las pruebas para diagnosticar HPB?
La mayor parte de ellas no son dolorosas, pero es probable que experimente molestias leves. En ocasiones, se utiliza un anestésico local para reducir las molestias.

¿Los individuos con próstata de mayor tamaño generalmente tienen problemas más graves?
No. Éste es un concepto erróneo. Se puede tener una glándula prostática muy grande y presentar pocos síntomas o ninguno, o bien, tener una glándula pequeña con síntomas muy graves. Esto se debe a que la HPB es el resultado del crecimiento en la porción central de la próstata, no en el exterior. Mientras que hace presión en los tejidos internos, el crecimiento no siempre afecta las dimensiones generales de la glándula.

¿La HPB aumenta las probabilidades de padecer cáncer?
No hay evidencia de que la HPB aumente el riesgo de cáncer prostático. Al parecer las dos situaciones se desarrollan de manera independiente.

Capítulo 5

Tratamiento de la hiperplasia prostática benigna

¿Evita usted reuniones sociales para no tener que preocuparse por las largas filas del baño? ¿Se encuentra cansado en las mañanas por levantarse al baño tantas veces en la noche? ¿Ya no usa los pantalones oscuros por temor a que revelen el goteo? Éstas son formas comunes en las que la hiperplasia prostática benigna (HPB) puede interferir con la vida.

Muchos hombres prefieren tolerar las inconveniencias de la HPB que tratarla, pero si los síntomas han alcanzado el punto en que afectan su calidad de vida, puede ser el momento de consultar a un médico. El tratamiento de la HPB tiene diversas formas.

Espera vigilante

Si los síntomas son leves y no le molestan puede decidir, junto con el médico, que la "espera vigilante" es lo apropiado. El médico evaluará de manera periódica la condición para ver si mejora, permanece igual o empeora.

La ventaja de la espera vigilante es que no tiene que someterse a tratamiento invasivo. El tratamiento, por lo general, no es más costoso que un examen físico normal y algunas pruebas. El riesgo que corre es que la situación puede empeorar de manera drástica o pueden aparecer otros problemas, como una infección, pero esto no es común.

Mientras espera

Algunos cambios simples de estilo de vida con frecuencia pueden ayudarle a controlar los síntomas de HPB y evitar que el problema se empeore.

Limitar las bebidas. No tomar agua ni otras bebidas después de las siete de la noche para reducir la necesidad de ir al baño en la noche.

Vaciar la vejiga. Tratar de orinar todo lo que se pueda cada vez que vaya al baño.

Limitar el alcohol. El alcohol aumenta la producción de orina y puede causar congestión de la próstata.

Tener cuidado con los descongestionantes que se expenden sin receta. Este tipo de descongestionantes hacen que se contraiga la banda muscular que controla el flujo de orina procedente de la uretra (esfínter uretral), lo que dificulta la micción.

Mantenerse activo. La inactividad causa retención de orina. Un estudio reciente muestra que incluso un poco de ejercicio puede reducir los problemas urinarios causados por la HPB.

No enfriarse. El clima frío puede provocar retención de la orina.

Farmacoterapia

Las compañías farmacéuticas han invertido cientos de millones de dólares para desarrollar fármacos para el crecimiento prostático; como resultado, el tratamiento medicamentoso ahora es el método más común para controlar los síntomas moderados de la HPB. Este tipo de tratamiento también es una opción para los hombres con HPB leve a quienes les molestan mucho los síntomas o a aquellos que no les interesa la espera vigilante.

Hay dos tipos de medicamentos para la HPB:

Alfa-bloqueadores

Estos fármacos se desarrollaron originalmente para el tratamiento de la hipertensión sanguínea, pero también sirven para otros padecimientos, incluida la HPB. Relajan los músculos, como los pélvicos, lo cual facilita la micción. La *Food and Drugs Administration* (FDA) ha aprobado tres tipos de alfa-bloqueadores para HPB:

- Terazosín
- Doxazosina
- Tamsulosín

Los alfa-bloqueadores son efectivos en cerca de 75 por ciento de los hombres que los toman. Los fármacos también actúan con rapidez. En un lapso de uno o dos días la mayoría de los hombres observa un incremento en el flujo urinario y disminución en la frecuencia de ocasiones que necesitan orinar.

Los médicos todavía no tienen la certeza sobre los beneficios y riesgos de los alfa-bloqueadores a largo plazo; sin embargo, el fármaco parece ser seguro. Entre los efectos colaterales se pueden incluir cefalea, mareos o cansancio. Por esta razón, es mejor tomar el medicamento antes de acostarse. Algunos hombres también comentan que les cuesta trabajo lograr una erección (impotencia) y se marean cuando se levantan muy rápido, lo cual es causado por la baja presión sanguínea (hipotensión). Para reducir el riesgo de estos efectos colaterales, el médico puede iniciar el tratamiento con dosis bajas e ir aumentando de manera gradual.

Tamsulosín, el más nuevo de los tres fármacos, puede causar mareo ligero. No se necesita aumentar la dosis de manera gradual. Como resultado, sus beneficios tienden a ser más notables y ocurren con mayor rapidez. Puede ocurrir eyaculación anormal en los hombres que toman tamsulosín. Sin embargo, el ajuste de la dosis puede remediar el problema.

Finasteride

El medicamento denominado finasteride alivia los síntomas de la HPB de una manera totalmente diferente. En lugar de relajar los músculos pélvicos, contrae la glándula prostática. Para algunos individuos que tienen la próstata grande, el fármaco puede producir mejoría notable en la sintomatología. Sin embargo, generalmente no es efectiva si el crecimiento prostático es moderado o la glándula tiene tamaño normal.

Finasteride requiere de tiempo prolongado para actuar. Puede observarse cierta mejoría en el flujo urinario después de tres meses, pero casi siempre se necesita más de un año para lograr buenos resultados. Un pequeño porcentaje de pacientes que tomaron finasteride experimentó impotencia, disminución de la líbido y reducción de la cantidad de semen que se libera en la eyaculación, pero en la mayoría de hombres, sólo produce ligeros efectos colaterales. Se desconocen los efectos a largo plazo de este medicamento.

Finasteride tiene otros dos inconvenientes. Es más caro que los alfa-bloqueadores y disminuye la concentración del antígeno prostático específico (APE). Esto puede interferir con la efectividad de la prueba de APE para detectar el cáncer de próstata.

Cirugía

Hubo un tiempo en que la cirugía era el tratamiento más común para la HPB, pero debido al aumento en el uso de medicamentos y al desarrollo de otras terapias menos invasivas, ahora es menos frecuente. Hoy en día se usa principalmente para síntomas más graves o si hay complicaciones como:

- Infecciones frecuentes del tracto urinario
- Daño en riñones debido a la retención de orina
- Sangrado a través de la uretra
- Piedras en la vejiga

La cirugía es la más efectiva de todas las terapias para aliviar los síntomas de la HPB. Es el "estándar de oro" por el cual se juzgan todos los demás tratamientos. No obstante, también es el que posee mayores probabilidades de generar efectos secundarios. Por fortuna, la mayoría de los hombres presenta pocos problemas. Entre la gente con ciertas afecciones de salud como diabetes sin controlar, cirrosis hepática, un problema psiquiátrico serio o alteraciones pulmonares, renales o cardiacas graves, por lo general no se recomienda este tratamiento.

Hay tres tipos de cirugía para la HPB:

RTUP

La resección transuretral de la próstata (RTUP) es la más común. Durante el procedimiento se aplica anestesia general o de la cintura para abajo por medio de un bloqueo espinal. El cirujano introduce un instrumento angosto (resectoscopio) en la uretra y emplea pequeños instrumentos cortantes para raspar el exceso de tejido prostático (vea ilustración). Puede permanecer en el hospital de uno a tres días después de la operación. Durante la recuperación tendrá un catéter urinario por algunos días.

La RTUP es efectiva y alivia los síntomas con rapidez. La mayoría de los hombres presenta un flujo de orina más fuerte en unos cuantos días. También puede esperar que después aparezcan restos de sangre o pequeños coágulos en su orina y debe ser capaz de orinar por sí mismo antes de salir del hospital. Al principio puede sentir cierto dolor o la sensación de urgencia de orinar cuando la orina pase sobre el área de la operación. Estas molestias deben mejorar gradualmente.

En algunos casos, la RTUP puede provocar impotencia y pérdida del control de la vejiga. Por lo general estas condiciones son sólo temporales. Los ejercicios para los músculos de la base de la pelvis (ejercicios de Kegel) con frecuencia ayudarán a restaurar el control de la vejiga (vea la página 102). La función sexual normal comúnmente regresa después de algunas semanas o unos meses. Sin embargo, la recuperación total puede tomar hasta un año.

Otro efecto secundario común de la cirugía es la eyaculación retrógada. En esta afección el semen fluye hacia atrás y entra en la vejiga durante el orgasmo, en lugar de salir por el pene, causando esterilidad. La RTUP también puede ocasionar cicatrización y estrechamiento de la uretra. Esto con frecuencia puede remediarse por un simple procedimiento de estiramiento que se realiza en el consultorio.

Cerca de diez por ciento de los hombres sometidos a la RTUP requieren una nueva cirugía en diez años debido a que el tejido de la próstata vuelve a crecer.

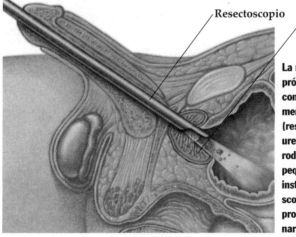

Resectoscopio   HPB

La resección transuretral de la próstata (RTUP) es la cirugía más común para la HPB. Un instrumento delgado (resectoscopio) se introduce en la uretra hasta el sitio donde está rodeada por la próstata. Los pequeños instrumentos de corte del resectoscopio retiran el exceso de tejido prostático, mejorando el flujo urinario.

ITUP

La incisión transuretral de la próstata (ITUP) es una opción si la próstata es pequeña o presenta un crecimiento moderado. También es una opción para los hombres que no son buenos candidatos para una cirugía más invasiva debido a razones de salud o que no quieren arriesgarse a la esterilidad provocada por la eyaculación retrógada.

Lo mismo que la RTUP, la ITUP requiere de instrumentos especiales que se insertan a través de la uretra, pero en lugar de eliminar el tejido de la próstata, el cirujano hace uno o dos cortes pequeños en la glándula que ayudan a agrandar la abertura de la uretra facilitando la micción.

El procedimiento implica un riesgo menor de sufrir complicaciones que otros tipos de cirugía y no requiere pernoctar en el hospital. No obstante, es menos efectiva y con frecuencia debe repetirse. Algunos hombres presentan una mejoría apenas ligera en el flujo urinario.

Prostatectomía abierta

Generalmente este tipo de cirugía sólo se lleva a cabo si la próstata es excesivamente grande, hay daño en vejiga u otras complicaciones como cálculos en esta última. Se llama "abierta" porque el cirujano realiza una incisión en la parte inferior del abdomen para llegar a la próstata, en lugar de subir por la uretra.

La prostatectomía abierta es la terapia más efectiva para aliviar la HPB. No obstante, también representa el mayor riesgo de efectos secundarios. Las complicaciones debidas al procedimiento son similares a las de la RTUP y sus efectos pueden ser más graves. Por lo general, el procedimiento requiere una estancia en el hospital de cinco a diez días.

El tipo más común de prostatectomía abierta es la de tipo radical, que se practica en casos de cáncer de próstata, en la cual se extirpa la glándula completa. Durante la prostatectomía parcial para el tratamiento de la HPB sólo se elimina la parte interna de la glándula y la externa se deja intacta.

Recuperación de la cirugía

Dependiendo del tipo de cirugía al que se someta, la recuperación total puede tomar un par de semanas o algunos meses. Durante este periodo lo mejor es evitar aquellas actividades que implican levantamientos, sacudidas de su área pélvica, como las que se producen al operar equipo pesado o andar en bicicleta, y contracción de los músculos abdominales inferiores, como sucede durante un movimiento intestinal.

Para evitar el estreñimiento coma muchos alimentos ricos en fibra como frutas, vegetales y granos. La fibra ablanda las heces y facilita la evacuación. Beber ocho vasos de agua al día también ayuda a limpiar el tracto urinario y contribuye a la curación.

Terapia con calor (termoterapia)

Éstos son tratamientos menos invasivos que utilizan la energía térmica para destruir el tejido prostático excesivo. La termoterapia llena el espacio entre los medicamentos y la cirugía invasiva. Es más efectiva que los fármacos para los síntomas de moderados a graves y no produce tantos efectos secundarios como la cirugía.

Hay varios tipos de termoterapia:

Terapia con microondas

La terapia transuretral con microondas (TTUM) usa calor controlado por computadora en forma de energía de microondas para destruir en forma segura la porción interna de la glándula agrandada.

Durante el procedimiento, una máquina emite energía de microondas a través de un catéter urinario, el cual incluye una pequeña antena interna de microondas que produce una dosis de energía de microondas que calienta a las células crecidas y las destruye. Alrededor de la punta y los lados de la antena circula agua fría que protege a la uretra del calor mientras se realiza la operación.

Un anestésico local ayuda a controlar

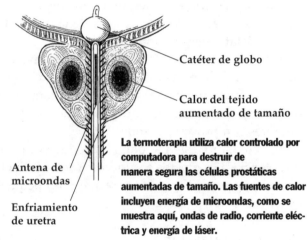

Catéter de globo

Calor del tejido aumentado de tamaño

Antena de microondas

Enfriamiento de uretra

La termoterapia utiliza calor controlado por computadora para destruir de manera segura las células prostáticas aumentadas de tamaño. Las fuentes de calor incluyen energía de microondas, como se muestra aquí, ondas de radio, corriente eléctrica y energía de láser.

el dolor. Puede sentir un poco de calor en el área de la próstata y la vejiga. También puede presentarse un fuerte deseo de orinar y espasmos en la vejiga. Por lo general estas respuestas son bien toleradas y desaparecen después de terminar el tratamiento. Puede volver a su casa una vez que orine satisfactoriamente, generalmente el mismo día de su tratamiento. Cerca de 30 por ciento de los hombres necesita usar un catéter urinario durante algunos días.

A diferencia de la RTUP, pueden pasar varias semanas antes de que se dé una mejoría notoria en los síntomas. La efectividad a largo plazo del procedimiento no está muy clara. Un estudio determinó que 60 a 70 por ciento de los hombres responde bien a la TTUM inicialmente, pero sólo cerca de 25 por ciento de ellos estaba satisfecho con los resultados cuatro años después. Según parece, los que mejor responden con el tiempo son aquéllos cuyos síntomas iniciales eran leves.

Es normal que se presente urgencia de orinar, micción frecuente y un poco de sangre en la orina durante la recuperación. También puede observar un cambio en la cantidad de semen que eyacule. No obstante, a diferencia de la cirugía más invasiva, la TTUM por lo general no produce impotencia, incontinencia ni eyaculación retrógada.

El procedimiento no se recomienda si tiene un marcapaso o algún implante metálico.

Terapia de radiofrecuencia

La ablación transuretral con aguja (ATUA) funciona enviando ondas de radio a través de agujas que se insertan en la próstata, las cuales calientan y destruyen el tejido. Lo mismo que en la TTUM, un catéter especial se inserta a través de la uretra. Las agujas se insertan en la próstata maniobrando el catéter.

Con frecuencia la ATUA es menos efectiva que la cirugía tradicional en la reducción de síntomas y el mejoramiento del flujo de orina, y su efectividad a largo plazo también se desconoce. Otra desventaja del procedimiento es que no funciona muy bien en los hombres con próstata grande.

Sin embargo, este método no produce incontinencia ni impotencia. Los efectos secundarios pueden incluir retención de orina, sangre en ella, dolor al orinar y un pequeño riesgo de eyaculación retrógada.

Electrovaporización

La electrovaporización transuretral de la próstata (VTP) es una modificación del procedimiento de la RTUP que proporciona una eliminación casi sin sangre del tejido de la próstata, además de

---

Calor mejor que congelar

Otra forma de destruir el tejido prostático es congelar el tejido, en lugar de calentarlo. Durante un procedimiento denominado criocirugía, se inyecta nitrógeno líquido extremadamente frío en la glándula prostática por medio de cinco sondas muy delgadas.

La criocirugía en un tiempo fue la opción terapéutica más popular, pero su uso y atractivo disminuyó a medida que los estudios demostraron que no era tan efectiva como la cirugía o la termoterapia para mejorar el flujo urinario.

una estancia más breve en el hospital y menos tiempo de cateterización.
 Requiere de un instrumento metálico especial que emite una corriente eléctrica de alta frecuencia para cortar y vaporizar el tejido excesivo al tiempo que lo va sellando para evitar el sangrado.
 La VTP puede ser tan efectiva como la RTUP sin su alto costo y con menos complicaciones. Debido a que este tipo de cirugía es más simple técnicamente y provoca un sangrado mínimo, es útil para hombres en mayor riesgo de otras complicaciones, incluyendo a aquellos que toman medicamentos anticoagulantes.
 Lo mismo que con otros tratamientos menos invasivos, los beneficios a largo plazo aún se desconocen.

Terapia láser

Se lleva a cabo de manera similar a otras termoterapias, pero utiliza un láser en lugar de energía de microondas, ondas de radio o corriente eléctrica para producir calor. Por lo general no causa impotencia ni incontinencia prolongada. Sin embargo, algunos procedimientos con láser requieren del uso prolongado de un catéter.
 ETUP. La evaporación transuretral de la próstata (ETUP) es similar a la electrovaporización. La diferencia es que el doctor emplea energía láser en lugar de corriente eléctrica para destruir el tejido prostático. El procedimiento es seguro en general y provoca un sangrado limitado. Frecuentemente es efectivo, con una mejoría notable en el flujo de orina poco después de la intervención.
 APLV. La ablación de la próstata con láser visual (APLV) implica la aplicación de suficiente energía láser para secar y destruir las células excesivas de la próstata, que finalmente eliminará después de varias semanas o algunos meses. Existe una desventaja importante que disminuye su atractivo: debido a la inflamación y al desprendimiento prolongado del tejido muerto, es posible que retenga la orina durante varios días y puede requerir un catéter. También puede sufrir una sensación de ardor al orinar durante días o semanas.
 Terapia intersticial con láser. Este método en particular dirige la energía láser hacia el interior de los tumores benignos en lugar de hacia la superficie de la uretra. Aumenta el flujo de orina en forma segura y moderada y reduce el volumen de la próstata. También parece funcionar bien entre los hombres con próstata grande.

Un mejor láser

Uno de los mayores inconvenientes de la terapia con láser es la necesidad de un catéter durante un periodo prolongado después del tratamiento. Hay nuevos tipos de láser que ayudan a resolver este tipo de problema.

Los tipos de láser más novedosos funcionan de dos maneras: cortan y vaporizan el exceso de tejido prostático. Esto permite la eliminación inmediata del tejido obstructivo de modo tal que sólo necesita un catéter durante 24 horas cuando mucho. Se están evaluando dos tipos de láser que incluyen el láser KTP y el Holmium: láser YAG. Los urólogos de la Clínica Mayo han sido los pioneros en el uso del láser KTP con éxito continuo.

El objetivo es combinar las ventajas de la terapia con láser —seguridad y hemorragia limitada— con mejoría inmediata en el flujo urinario que se presenta con cirugía más invasiva.

Debido a la inflamación sustancial del tejido después del tratamiento, el paciente puede necesitar usar un catéter hasta por tres semanas. Las infecciones sin complicaciones del tracto urinario también son comunes. La terapia intersticial con láser no provoca ninguna pérdida de sangre y es una buena opción si no puede someterse a cirugía.

Procedimientos no quirúrgicos

Para los hombres que no quieren o no pueden tomar medicamentos o que están renuentes o no pueden someterse a la cirugía, también existen las siguientes opciones:

Dilatación con globo

Por medio de un catéter, el doctor coloca un pequeño globo desinflado en la parte de la uretra que se encuentra dentro de la próstata. A continuación se infla el globo para estirar la uretra y comprimir el tejido de la próstata. Sin embargo, dado que la mejoría dura poco tiempo el uso de este procedimiento ha disminuido.

Espirales prostáticas

Una pequeña espiral metálica se inserta en la uretra para ensancharla y mantenerla abierta. El tejido crece sobre la espiral para sostenerla en su lugar.

Una ventaja del procedimiento es que toma sólo de 10 a 15 minutos; además, produce poco o ningún sangrado y no requiere de un catéter. No obstante, en los primeros estudios, cerca de un tercio de los hombres con espirales pidió que se les quitaran debido a su mala colocación o a complicaciones. Algunos hombres se encontraron con que dichas espirales no mejoraban sus síntomas. Otros sufrieron irritación al orinar o presentaron infecciones frecuentes del tracto urinario.

Estas complicaciones, junto con el alto costo y las dificultades potenciales para quitar las espirales, han reducido su popularidad.

¿Una inyección para HPB?

Debido a que la HPB es un problema tan común, hay nuevos y mejores tratamientos para atender el problema que están en constante avance. La inyección enzimática transuretral (IET) es uno de los tratamientos que pueden desempeñar un papel importante en el tratamiento a futuro. A través del catéter se inyecta una combinación de enzimas en la próstata para disolver el tejido excedente. Los estudios en animales sugieren que el procedimiento es efectivo, seguro y merece probarse en humanos. La Clínica Mayo se encuentra entre las instituciones que están experimentando con la combinación farmacológica.

Los investigadores también realizan estudios con alcohol purificado que se inyecta en los tumores benignos. En un esfuerzo para diluir el alcohol, las células prostáticas absorben agua adicional. Sin embargo, las células ingieren tanta agua que explotan y mueren.

Analice las opciones

Con tantas opciones de donde escoger, decidir la mejor manera de tratar la HPB puede ser difícil. No hay ninguna terapia que destaque sobre las demás. Cada tratamiento puede mejorar los síntomas, pero en formas diferentes. Asimismo, cada uno tiene sus ventajas y desventajas. La pregunta es ¿cuál de ellas responderá mejor a sus necesidades con el menor número de efectos secundarios? Cuando usted y el doctor planeen la estrategia de tratamiento considere estos factores importantes:

Gravedad de los síntomas

Si los síntomas no le molestan y el padecimiento no le causa ningún otro problema, probablemente puede esperar para ver si dichos síntomas mejoran o empeoran. Por otra parte, si presenta síntomas graves, daño en órganos o complicaciones como infecciones urinarias frecuentes, sangrado o cálculos en la vejiga, puede requerir cirugía.

El tratamiento que elija entre estas dos opciones depende de las preferencias personales. ¿Se conformará con una pequeña mejoría en los síntomas o espera algo más notorio? ¿Quiere alivio inmediato o puede esperar? ¿Está dispuesto a tomar medicamentos diariamente? ¿Tolerará algunos efectos secundarios?

Tamaño de la glándula

Algunos tratamientos son más adecuados para próstatas grandes (30 a 40 gramos o mayores). Otros son más efectivos para glándulas pequeñas o de tamaño moderado. Las terapias adecuadas para próstatas grandes incluyen:

* Finasteride
* Resección transuretral de la próstata (RTUP)
* Prostatectomía abierta
* Terapia transuretral con microondas (TTUM)
* Terapia con láser

Los tratamientos más apropiados para próstatas pequeñas a medianas incluyen:

* Alfa-bloqueadores
* Incisión transuretral de la próstata (ITUP)
* Ablación transuretral con aguja (ATUA)
* Electrovaporización transuretral de la próstata (VTP)
* Terapia con láser

La edad

El mejor tratamiento para un hombre de 50 años puede no ser el mejor para uno de 80 años. Si es más joven, puede desear un tratamiento que le proporcione beneficios a largo plazo. Si es mayor, los beneficios inmediatos pueden ser más importantes que aquéllos a largo plazo. Además, los hombres más jóvenes se recuperan con mayor rapidez de la cirugía y otros procedimientos invasivos que los de 70 u 80 años de edad.

La salud

Si tiene otros problemas de salud es posible que no sea un buen candidato para la cirugía o que no se recupere con la misma rapidez. Por lo general la cirugía no se recomienda si tiene:

- Diabetes sin controlar
- Cirrosis hepática
- Enfermedades pulmonares, renales o cardiacas graves
- Un problema psiquiátrico serio

Algunas personas no son buenas candidatas para tomar medicamentos debido a la intolerancia a un fármaco específico o a ciertos tipos de medicina.

La fertilidad

Si quiere tener hijos, deseará evitar los métodos que pueden causarle esterilidad. La RTUP, ITUP, prostatectomía abierta y terapia con láser pueden conducir a la eyaculación retrógrada, en la cual el semen pasa a la vejiga en lugar de ser eyaculado por el pene. Su riesgo de eyaculación retrógrada después de la cirugía es de entre 30 y 90 por ciento. A diferencia de la impotencia, que puede ser sólo temporal, la eyaculación retrógrada por lo general es permanente.

En casos raros, la ATUA, la terapia intersticial con láser y los alfa-bloqueadores pueden producir este tipo de eyaculación.

La sexualidad

La cirugía puede dañar los nervios o los vasos sanguíneos localizados junto a la próstata, causando impotencia. La probabilidad de sufrir impotencia después de la RTUP es de cerca de diez por ciento. No obstante, es frecuente que la función sexual normal vuelva después de algunos meses.

La impotencia —incluso por un tiempo corto— es una preocupación para muchos hombres. Discuta este punto con su médico antes de la cirugía.

Beneficios contra riesgos

¿Son mayores los beneficios que los riesgos en el procedimiento que está considerando? (Vea "Una comparación breve" en la página 55.)

La RTUP es el tratamiento más efectivo para la HPB, en gran parte porque se ha usado durante años y los doctores conocen sus efectos a largo plazo. Pero también representa ciertos riesgos. Además de la impotencia y la eyaculación retrógrada, provoca infecciones en el tracto urinario en cerca de 16 por ciento de los hombres e incontinencia en aproximadamente uno por ciento de ellos. La prostatectomía abierta presenta beneficios y riesgos aún mayores, pero debido a que es más invasiva es menos común.

Las termoterapias menos invasivas parecen ser efectivas y generalmente producen menos efectos secundarios, pero debido a que estas terapias son más nuevas, sus beneficios a largo plazo todavía no se conocen del todo.

En lo que respecta a los medicamentos, los alfa-bloqueadores parecen ofrecer beneficios a largo plazo. No obstante, los fármacos pueden causar efectos secundarios en algunos hombres.

Experiencia del médico

Seguramente deseará seleccionar una terapia en la cual el médico tenga un conocimiento considerable. En general, entre más experiencia tenga éste con dicho método, menores serán los riesgos de efectos secundarios y mayores sus posibilidades de mejoría notoria.

Tiempo de recuperación

La recuperación varía con el tratamiento. Si opta por los medicamentos no debe preocuparse detener que guardar cama o de ausentarse del trabajo.

La termoterapia con frecuencia se lleva a cabo sin internar al paciente. Sin embargo, según el procedimiento, el médico y la rapidez con que sea capaz de orinar por sí mismo, puede requerir permanecer en el hospital por una noche. De manera ordinaria, la termoterapia requiere pocos días de recuperación. La terapia con láser es la excepción y algunos procedimientos más antiguos requieren del uso de un catéter durante un periodo de hasta tres semanas. Las técnicas más modernas frecuentemente necesitan el catéter únicamente durante 24 horas.

La cirugía para HPB requiere de una estancia en el hospital. Programe una permanencia de cinco a diez días si se somete a prostatectomía abierta. La RTUP puede significar una estancia de tres a cinco días y la ITUP, uno a tres días en el hospital. En algunos casos, la ITUP se puede realizar sin necesidad de internarse.

Si se va a someter a una cirugía puede requerir hasta un mes fuera del trabajo. Durante cerca de dos meses deberá evitar levantar objetos pesados, sacudir el área pélvica o someter a tensión sus músculos abdominales inferiores.

Una comparación breve

Tratamiento	Ventajas	Desventajas
Espera vigilante	No causa efectos colaterales ni complicaciones	Los síntomas podrían hacerse más graves
Alfa-bloqueadores	Ayuda a tres de cuatro hombres. Funciona rápidamente	Puede causar síntomas leves como los de gripe. Los efectos a largo plazo no se conocen del todo
Finasteride	Causa pocos efectos colaterales	Es más efectivo en próstatas de gran tamaño. Funciona lentamente. Se desconocen los efectos a largo plazo
Resección transuretral de la próstata (RTUP)	Es la forma más común de cirugía. Es efectiva y brinda resultados inmediatos	Requiere hospitalización de uno a tres días. Hay riesgo pequeño de impotencia e incontinencia. Causa eyaculación retrógrada
Incisión transuretral de la próstata (ITUP)	Es un procedimiento que no requiere internación. Hay muy pocos efectos colaterales. No causa eyaculación retrógada	No es tan efectiva como la RTUP. Es menos efectiva en los hombres con próstata grande
Prostatectomía abierta	Es el tratamiento más efectivo	Mayor riesgo de efectos colaterales. Más prolongada estancia hospitalaria
Terapia con microondas	Generalmente efectivo. Con menos efectos colaterales que la RTUP. Es un procedimiento que no requiere internación	Los resultados pueden llevarse semanas. Los efectos a largo plazo son inciertos
Terapia de radiofrecuencia	Generalmente efectivo. Causa pocos efectos colaterales. Es un procedimiento que no requiere internación	Es menos efectiva en próstata muy grande. Los resultados toman tiempo. Se desconocen los efectos a largo plazo
Electrovaporización	Es similar en efectividad a la RTUP. Hay pocos efectos colaterales. No causa pérdida de sangre	Requiere de uno a dos días de estancia hospitalaria. Se desconocen los efectos a largo plazo
Terapia con láser	Tan efectivo como la RTUP. Los láseres más nuevos causan efectos colaterales mínimos. Procedimiento que no requiere internación	Algunas formas más antiguas del tratamiento pueden requerir uso prolongado de catéter
Dilatación con globo	No requiere cirugía. No tiene efectos colaterales	El efecto dura sólo por corto tiempo
Espirales	No requiere cirugía. Es un procedimiento rápido	Con frecuencia no son efectivos. Pueden causar efectos colaterales molestos

Respuestas a sus preguntas

¿Puede el tratamiento para HPB reducir el riesgo de padecer cáncer?
No. Los tratamientos para HPB no reducen el riesgo para el cáncer de
esta glándula, con excepción de la extirpación total de ésta. Incluso si
se le están tratando para HPB, debe someterse a exámenes regulares de
la próstata para detección de cáncer. Sin embargo, la cirugía para la
HPB puede identificar cáncer en sus etapas tempranas. El cáncer
insospechado se encuentra durante la cirugía en cerca de quince por
ciento de los hombres.

*¿Es el finasteride el mismo medicamento que se usa para el crecimiento
del cabello?*
Sí. Las dos presentaciones comerciales son lo mismo. La única
diferencia es la dosis. Uno viene en una tableta de cinco miligramos
(mg), el otro en una de un miligramo.

Si la primera opción no funciona, ¿puedo elegir otra?
Absolutamente. Las opciones conservadoras, como los fármacos, son
con frecuencia la primera opción de muchos hombres y los médicos.
Si no producen resultados satisfactorios, entonces puede optar por un
procedimiento invasivo.

¿Debo obtener una segunda opinión antes de decidirme por un tratamiento?
No necesariamente. Depende de la confianza que tenga en el doctor
y de la opción terapéutica que elija. Si selecciona una terapia más
conservadora como medicamentos o termoterapia, el médico posee la
experiencia adecuada con dicha técnica y se siente cómodo con la
decisión, puede no ser necesaria la segunda opinión. Si no está
conforme con la recomendación del médico, entonces puede ser
una buena idea consultar a otro.

¿Está bien formar parte de un estudio experimental?
Sí. Los estudios experimentales pueden darle la oportunidad de recibir
los beneficios de tratamientos nuevos e innovadores, pero antes de
inscribirse en uno de estos estudios, asegúrese de entender totalmente
los posibles efectos secundarios del procedimiento lo mismo que los
beneficios potenciales.

Parte 3

Cáncer de próstata

Capítulo 6

Cómo saber que tiene cáncer

El cáncer de próstata es el más común en los hombres estadounidenses (en realidad, los cánceres en las células basales y escamosas de la piel se diagnostican con mayor frecuencia, pero éstos no ponen en peligro la vida). Se calcula que, alrededor de los 50 años de edad, cerca de uno de cada cuatro hombres posee algunas células cancerosas en la próstata. Alrededor de los 80 años, la proporción aumenta a uno de cada dos. El riesgo de cáncer en la próstata aumenta con el envejecimiento. La edad promedio en que se diagnostica este tipo de cáncer es a los 72 años.

Asimismo, el cáncer de próstata también es la segunda causa principal de muertes por cáncer entre los hombres estadounidenses — no porque sea tan letal, sino debido a que es muy común. A diferencia de otros cánceres, existe mayor probabilidad de morir

¿Qué es exactamente el cáncer?

El cáncer simplemente es un grupo de células anormales que crecen con mayor rapidez que las células normales y se niegan a morir. El cuerpo produce continuamente nuevas células que viven corto tiempo antes de ser reemplazadas. Las células de la piel, por ejemplo, viven sólo algunas semanas. Pero las células cancerosas microscópicas crecen en pequeños nódulos o grupos del tamaño de un chícharo que siguen creciendo y se hacen más densos formando un paquete que se endurece.

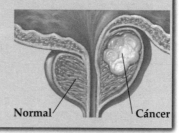

Normal   Cáncer

Cáncer: hechos y cifras

Casos de cáncer por sitio y sexo

HOMBRES	MUJERES
Próstata 180,400	Mama 182,800
Pulmón y bronquios 89,500	Pulmón y bronquios 74,600
Colon y recto 63,600	Colon y recto 66,600
Vejiga urinaria 38,300	Cuerpo uterino 36,100
Linfoma No-Hodgkin 31,700	Linfoma No-Hodgkin 23,200
Melanoma de la piel 27,300	Ovario 23,100
Cavidad oral 20,200	Melanoma de la piel 20,400
Riñón 18,800	Vejiga urinaria 14,900
Leucemia 16,900	Páncreas 14,600
Páncreas 13,700	Tiroides 13,700
Todos los sitios 619,700	Todos los sitios 600,400

Muertes por cáncer por sitio y sexo

HOMBRES	MUJERES
Pulmón y bronquios 89,300	Pulmón y bronquios 67,600
Próstata 31,900	Mama 40,800
Colon y recto 27,800	Colon y recto 28,500
Páncreas 13,700	Páncreas 14,500
Linfoma No-Hodgkin 13,700	Ovario 14,000
Leucemia 12,100	Linfoma No-Hodgkin 12,400
Esófago 9,200	Leucomia 9,600
Hígado 8,500	Cuerpo uterino 6,500
Vejiga urinaria 8,100	Cerebro 5,900
Estómago 7,600	Estómago 5,400
Todos los sitios 284,100	Todos los sitios 268,100

Excluyendo cáncer de la piel, basal y de células escamosas, y carcinoma *in situ,* excepto vejiga urinaria.
American Cancer Society,
Surveillance Research, 2000 estimates

con cáncer en la próstata, que *por* cáncer en esta glándula. En promedio, un hombre estadounidense presenta un riesgo de alrededor de 30 por ciento de tener cáncer en la próstata, pero el riesgo de morir por esta enfermedad es de apenas tres por ciento.

Normalmente, el cáncer de próstata crece con lentitud y permanece confinado a esta glándula donde no causa ningún daño serio, pero no todos los cánceres actúan de la misma manera. Algunos tipos de cáncer de próstata pueden ser agresivos y pueden diseminarse rápidamente hacia otras partes del cuerpo.

Las causas del cáncer de próstata y las razones por las cuales algunos tipos se comportan de manera diferente se desconocen. Las investigaciones sugieren que una combinación de factores pueden jugar un papel importante, incluyendo el historial familiar, la raza, las hormonas, la dieta y el ambiente (vea la página 7).

No obstante, lo siguiente está claro: la mayoría de los hombres con cáncer en la próstata que se detecta cuando la enfermedad todavía está confinada a la glándula puede curarse. Es después de que el mal se ha extendido hacia los órganos cercanos que el tratamiento de la enfermedad se torna más difícil — pero no imposible.

Síntomas que pueden indicar cáncer

El problema con el cáncer de próstata es que frecuentemente no produce ningún síntoma en sus etapas tempranas cuando es más fácil tratarlo. Ésta es la razón por la cual cerca de 40 por ciento de los cánceres de dicha glándula no se diagnostican sino hasta que se han diseminado fuera de ella.

Cuando se desarrollan los síntomas pueden ser muy parecidos a los que sufriría con la hiperplasia prostática benigna (HPB). También puede sentir un dolor sordo que no cede en el área inferior de la pelvis. Los síntomas pueden incluir:

- Una necesidad repentina de orinar
- Dificultad para comenzar a orinar
- Dolor durante la micción
- Flujo débil de la orina y goteo
- Iniciación y detención del flujo de la orina
- Sensación de que la vejiga no está vacía
- Micción frecuente en la noche
- Sangre en la orina
- Eyaculación dolorosa

- Dolor general en la parte inferior de la espalda, las caderas o la parte superior de los muslos
- Pérdida de apetito y peso

Cómo se diagnostica el cáncer de próstata

Por lo general, los primeros pasos para diagnosticar el cáncer de próstata son el examen rectal digital y el antígeno prostático específico (APE). Si los resultados de una o de ambas pruebas son anormales y el médico sospecha que se está desarrollando cáncer, le harán someterse a una biopsia. El análisis de pequeñas muestras de tejido de la glándula es la manera más efectiva de determinar si tiene cáncer.

Para hacer la biopsia, el doctor insertará una sonda de ultrasonido en el recto. Guiándose con las imágenes de la sonda para identificar las áreas sospechosas, el médico apunta una aguja fina y hueca hacia el centro de la próstata. Llamada pistola para biopsias, esta aguja es impulsada por un resorte que la lanza instantáneamente y recoge una sección muy fina de tejido.

En ocasiones, la aguja para la biopsia se inserta en la próstata a través del periné, el área entre el ano y el escroto. Con mayor frecuencia, se dirige junto con la sonda de ultrasonido y se inserta a través del recto.

Por lo general, se toman por lo menos seis muestras de tejido de diferentes zonas de la glándula (biopsia sextante). La mayoría de

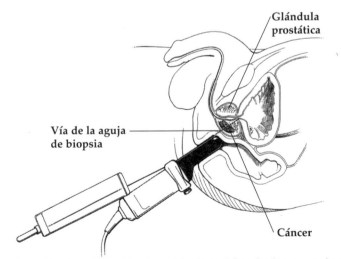

Glándula prostática

Vía de la aguja de biopsia

Cáncer

Durante una biopsia, se inserta una aguja delgada en el área donde se sospecha que se desarrolla el cáncer y se toman pequeños cortes de tejido para análisis.

dichas muestras se toma en la parte externa de la próstata (zona periférica), en donde se inicia la mayoría de los cánceres. A veces, las muestras se toman de la porción interna de la glándula (zona de transición).

La biopsia puede ser dolorosa, pero la mayoría de las veces sólo causa molestias menores debido a que la aguja es muy delgada. La mayoría de la gente no requiere de anestesia ni sedantes durante el procedimiento o analgésicos después de él. Sin embargo, se le aplicará un enema. Esto reduce el riesgo de infección debida a bacterias digestivas que podrían, de otra manera, introducirse en la incisión de la aguja. La administración de antibióticos antes y después de la biopsia reduce aún más la posibilidad de infección.

Los efectos secundarios comunes de la biopsia incluyen una pequeña cantidad de sangrado del recto y en la orina durante uno a dos días. Es posible que aparezca sangre en el semen, dándole un tono rosado, durante semanas o meses después del proceso.

Las muestras de tejido tomadas de la próstata se envían a un patólogo especializado en el diagnóstico de cáncer y otras anormalidades del tejido. A partir de las muestras, el patólogo puede determinar si es cáncer y qué tan agresivo es.

Asimismo, las muestras de la biopsia permiten identificar células específicas que provocan un riesgo significativo de padecer cáncer en el futuro. Éstas son conocidas como neoplasia intraepitelial prostática (NIP), y son células anormales que se encuentran en las primeras fases de convertirse en cancerosas. Si se detecta NIP, el doctor puede recomendar biopsias adicionales cada tres a seis meses durante por lo menos dos años, dependiendo del nivel de anormalidad que presenten las células.

Cerca de la mitad de los hombres con NIP más grave (de alto grado) presenta cáncer en la siguiente biopsia. Si la NIP es menos seria (de bajo grado) y no presenta cambios después de dos años, el médico puede sugerir que reduzca la frecuencia de las biopsias a una por año.

Grados de cáncer

Cuando una biopsia confirma la presencia de cáncer, el siguiente paso, la determinación del grado, permite determinar si se trata de una forma de crecimiento lento o rápido. Un patólogo estudia las muestras de tejido de la próstata en una serie de láminas bajo el microscopio comparando las células cancerosas con las de una próstata sana. Entre mayor sea la diferencia entre los tipos de células, más agresivo será el cáncer y mayores las probabilidades de extenderse con rapidez.

Las células cancerosas pueden variar en forma y tamaño en las muestras. Algunas de ellas pueden ser agresivas y otras no. El patólogo identifica los dos tipos más prominentes de células cancerosas cuando asigna un grado.

Los grados de cáncer se clasifican de acuerdo con diversas escalas. La escala más común va de uno a cinco, el uno corresponde a la forma menos agresiva de cáncer y el cinco a la más peligrosa. La escala recibe el nombre del patólogo Donald Gleason, quien la creó.

Grado 1. Las células son pequeñas, muy parecidas en su forma y espaciadas en forma homogénea, similares a las células sanas.

Grado 2. Las células tienen tamaños y formas más variados y están más dispersas.

Grado 3. Las células presentan formas y tamaños todavía más variados y algunas células están fusionadas en masas grandes de formas extrañas que están dispersas.

Grado 4. Muchas células están fusionadas en masas de aspecto extraño dispersas al azar que invaden el tejido cercano.

Grado 5. La mayoría de las células está unida en masas grandes y dispersas que han invadido los tejidos y órganos cercanos.

El tipo de cáncer que es más numeroso en la biopsia obtiene uno de estos cinco grados. El tipo de cáncer que le sigue en frecuencia recibe otro grado. Por ejemplo, el grado primario de cáncer podría ser el 1, mientras que el secundario podría ser el 2. Estos dos números se suman para determinar un valor total Gleason — en este caso, 3.

Entre menor es dicho valor, mejor. Cuando la cifra se encuentra entre dos y cuatro significa que está creciendo con lentitud. Los valores intermedios, entre cinco y siete, pueden significar que el cáncer es de crecimiento lento o rápido dependiendo de una gran variedad de factores, incluyendo el tiempo durante el cual ha

---

Interpretación de grados

Los estudios sugieren que si tiene una escala de Gleason de 2 a 4 hay cerca de 25 por ciento de probabilidad de que el cáncer se disemine más allá de la próstata en 10 años, donde puede dañar a otros órganos y afectar la supervivencia. La probabilidad se duplica a 50 por ciento con una escala de Gleason de 5 a 7. Se triplica a 75 por ciento con un registro de Gleason de 8 a 10.

padecido el cáncer. Los valores en el extremo superior de la escala, de 8 a 10, significan que el cáncer es de crecimiento rápido.

¿Se ha diseminado el cáncer?

Esta determinación es crucial, porque el cáncer confinado a la próstata tiene una alta proporción de curación. Una vez que la enfermedad se extiende fuera de la glándula, el porcentaje de supervivencia disminuye. Para averiguar si el cáncer se ha extendido, deberá someterse a más pruebas. De acuerdo con el médico y el tipo de cáncer que tenga, pueden aplicarle uno o más de los siguientes procedimientos:

Ultrasonido
Además de ayudar a detectar la presencia de cáncer, el ultrasonido puede mostrar si la enfermedad ha invadido los tejidos cercanos.

Centellograma (*escaneo*) óseo
Ésta es la prueba más común, puede indicar la diseminación del cáncer hacia el hueso mejor que cualquier otro procedimiento. Una solución de bajo grado de radiactividad se inyecta en el torrente sanguíneo con anticipación. Se trata de una solución de rastreo que el centellograma óseo detectará claramente como una imagen completa del esqueleto. El fluido viaja a través del cuerpo como un misil guiado por calor que se une en las áreas donde hay nuevo crecimiento óseo que puede derivarse del cáncer o de fracturas, artritis o infecciones.

Durante el procedimiento, debe recostarse sobre una mesa de exámenes bajo el escáner. El esqueleto aparece en un monitor de video y las áreas de crecimiento rápido se iluminan como "manchas calientes". En realidad, estas zonas aparecen oscuras en la imagen.

En algunas personas puede resultar difícil interpretar el centellograma óseo porque éste detecta más que el cáncer. Sin embargo, los médicos saben que el cáncer de próstata tiende a diseminarse primero hacia los huesos cercanos a la glándula, como las caderas y la parte inferior de la columna. Asimismo, las manchas calientes aisladas son más típicas del cáncer que un centellograma que muestra dichas manchas en ambos lados del cuerpo, como artritis en ambas caderas.

Radiografía del tórax

Una placa de rayos X mostrará si el cáncer ha pasado a los pulmones. Aunque menos de cinco por ciento del cáncer se extiende hasta este punto, se desarrolla cáncer pulmonar en cerca de 25 por ciento de la gente con cáncer avanzado en la próstata.

Tomografía computarizada

Una tomografía computarizada (TC) produce imágenes tridimensionales de secciones transversales de los tejidos del cuerpo que aparecen juntas en la pantalla de la computadora, permitiendo al médico ver partes específicas del organismo desde cualquier ángulo.

Antes de la TC se inyecta una solución, con base de yodo, en el torrente sanguíneo. Esto proporciona un mejor contraste a las imágenes de rayos X y se logran cuadros más claros. Puede sentir una oleada repentina de calor a medida que la solución se distribuye por el cuerpo, pero no tendrá dolor. Es posible hacer la TC sin el yodo si es alérgico a la solución, pero las imágenes no serán tan claras.

La TC funciona como sigue: usted se acuesta sobre una mesa que se desliza lentamente a través de la parte media de un gran escáner en forma de dona. Mientras está acostado, el escáner toma una serie de fotografías que muestran diferentes "rebanadas" del tejido en el área de la próstata. El proceso puede tomar hasta 30 minutos.

A continuación la computadora coloca las imágenes una sobre otra para formar un cuadro detallado de la próstata y el área circundante. Además del cáncer, la TC puede identificar ganglios linfáticos crecidos. Cuando el cáncer comienza a diseminarse, uno de los primeros lugares a los que se dirige es a dichos ganglios linfáticos, los cuales atrapan y tratan de destruir a las células anormales, haciendo que se hinchen y sean inundados por el cáncer.

Por desgracia, la TC sólo puede identificar a los ganglios linfáticos con aspecto anormal, no a los que tienen niveles microscópicos de cáncer. Los ganglios linfáticos pueden estar inflamados por otras razones. Por tanto, la TC es muy útil únicamente cuando se combina con otras pruebas.

IRM

Lo mismo que la TC, la imagen por resonancia magnética (IRM) produce una imagen detallada y tridimensional del cuerpo. El valor primario en el diagnóstico del cáncer de próstata consiste en detectar la diseminación de la enfermedad hacia los nódulos linfáticos y el hueso.

En lugar de usar rayos X y colorantes para generar las imágenes, la IRM emplea ondas magnéticas y de radio. Un pulso de radiofrecuencia pasa a través del cuerpo, generando una corriente que se capta con un receptor de radiofrecuencias y se traduce luego en un cuadro que se parece mucho a la imagen de TC.

Durante la IRM, debe acostarse dentro de un aparato pequeño en forma de tubo durante 30 a 45 minutos. No es doloroso, pero la máquina hace ruidos como los de un pájaro carpintero y algunas personas se angustian al estar dentro de un espacio pequeño. Esto puede constituir un problema, por lo que tomar un sedante antes del proceso puede ayudar a calmar al paciente.

Debido a que el equipo necesario es más complicado, la IRM es más cara que la TC; a esto se debe que su uso no sea tan frecuente como el de esta última.

Biopsia de nódulos linfáticos

La mejor manera de determinar si el cáncer ha pasado a los ganglios linfáticos cercanos es mediante una linfadenectomía. Durante este procedimiento se extirpan algunos de los nódulos cercanos a la próstata y se examinan bajo el microscopio.

Si otras pruebas, como el centellograma óseo o la TC, muestran que el cáncer se ha extendido, entonces generalmente no es necesaria la linfadenectomía. Este procedimiento se usa con mayor frecuencia para confirmar los resultados de las pruebas que indican que el cáncer está confinado a la próstata.

Hay dos maneras de extirpar los nódulos linfáticos:

Cirugía laparoscópica. Después de la anestesia general, un cirujano hace un par de pequeñas incisiones en el abdomen. Los nódulos linfáticos del área pélvica se extirpan por medio de un instrumento quirúrgico largo que contiene una pequeña cámara de fibra óptica (laparoscopio) y son enviados al patólogo para que los analice.

Cirugía tradicional. Después de anestesiar al paciente, el cirujano hace una incisión de aproximadamente 7.5 cm entre el ombligo y el área púbica, y luego localiza y extirpa los ganglios linfáticos a través de ella. Este método se aplica con mayor frecuencia cuando el médico planea realizar una cirugía para extirpar la próstata pero desea confirmar de antemano que el cáncer no se ha extendido fuera de la glándula.

Avance del cáncer de próstata

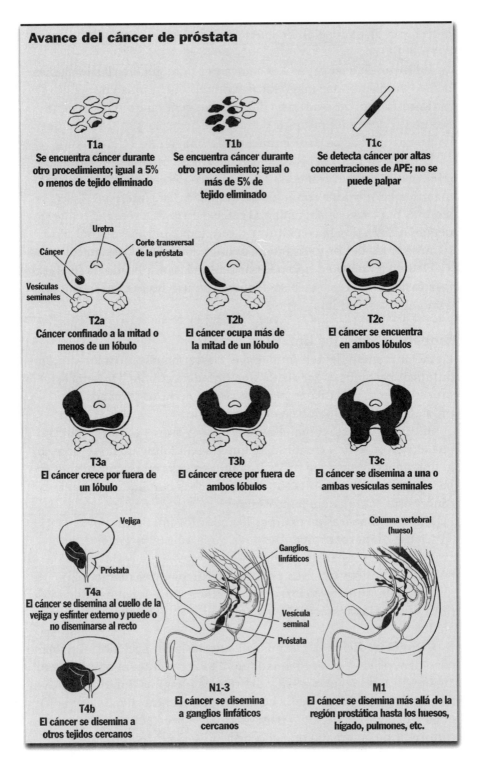

T1a
Se encuentra cáncer durante otro procedimiento; igual a 5% o menos de tejido eliminado

T1b
Se encuentra cáncer durante otro procedimiento; igual o más de 5% de tejido eliminado

T1c
Se detecta cáncer por altas concentraciones de APE; no se puede palpar

Uretra
Cáncer
Corte transversal de la próstata
Vesículas seminales

T2a
Cáncer confinado a la mitad o menos de un lóbulo

T2b
El cáncer ocupa más de la mitad de un lóbulo

T2c
El cáncer se encuentra en ambos lóbulos

T3a
El cáncer crece por fuera de un lóbulo

T3b
El cáncer crece por fuera de ambos lóbulos

T3c
El cáncer se disemina a una o ambas vesículas seminales

Vejiga
Próstata

T4a
El cáncer se disemina al cuello de la vejiga y esfínter externo y puede o no diseminarse al recto

Ganglios linfáticos
Vesícula seminal
Próstata

Columna vertebral (hueso)

T4b
El cáncer se disemina a otros tejidos cercanos

N1-3
El cáncer se disemina a ganglios linfáticos cercanos

M1
El cáncer se disemina más allá de la región prostática hasta los huesos, hígado, pulmones, etc.

Etapas del cáncer

Una vez que están completas todas las pruebas de diagnóstico, el médico utilizará los resultados para asignar una etapa al cáncer. Esta designación comunica a otros profesionales de la salud qué tan avanzada está la enfermedad.

Algunos hombres encuentran útil esta información para comprender la gravedad de la enfermedad y discutir las posibles opciones de tratamiento con el médico. Otras personas consideran que dicha información es abrumadora. El punto importante es que, si tiene preguntas acerca del diagnóstico o la etapa del cáncer, las discuta con el médico.

La mayoría de los médicos emplea uno de dos sistemas para determinar la etapa:

Sistema TNM

Éste es el método más popular en los Estados Unidos para la identificación del avance del cáncer. Cuando el patólogo envía el informe al médico con la determinación de la etapa del cáncer, éste incluirá tres letras mayúsculas: T, N y M.

- T señala al tumor y significa el avance de la enfermedad en la próstata y en zonas adyacentes.
- N señala a los nódulos (nódulos linfáticos) e indica si el cáncer se ha extendido o no hasta ellos.
- M significa metástasis, el término médico que indica que el cáncer se ha extendido hacia otros órganos, como el hueso o los pulmones.

Las tres letras van seguidas por un número y quizás otra letra minúscula. Los números van de cero a cuatro y representan el tamaño del tumor. Las letras minúsculas van de a hasta c y señalan la localización del cáncer.

Una vez que se conocen los resultados T, N y M, se le asigna al cáncer una de cuatro etapas con base en dicha información:

Etapa I. Señala un cáncer muy temprano que está confinado a partículas microscópicas que no pueden sentirse.

Etapa II. El cáncer puede sentirse pero está confinado a la próstata.

Etapa III. El cáncer se ha extendido más allá de la próstata hacia las vesículas seminales o de los tejidos de la vejiga cercanos.

Etapa IV. Representa un cáncer avanzado que se ha extendido hacia los nódulos linfáticos, huesos, pulmones u otros órganos.

Clasificación en etapas según TNM	
Etapa I	T1, N0, M0
Etapa II	T2, N0, M0
Etapa III	T3, N0, M0
Etapa IV	T4, N0, M0; cualquier T, N1-3, M0; cualquier T, cualquier N, M1

Sistema ABCD

Algunos médicos usan este sistema más antiguo y tradicional para determinar las etapas del cáncer, en el cual A y B representan a la enfermedad confinada a la próstata, y C y D a la que se ha extendido a otras partes del cuerpo.

Lo mismo que el sistema TNM, cada letra mayúscula en el sistema ABCD va seguida por una subcategoría que representa detalles de cada etapa. Dado que el sistema ABCD dispone de menos categorías, es ligeramente menos preciso.

Estadísticas de supervivencia

Las proporciones de supervivencia han mejorado considerablemente en las dos últimas décadas. Al principio de la de 1980, un diagnóstico de cáncer en la próstata significaba que tenía una probabilidad de 63 por ciento de vivir cinco años. Hoy, existe una probabilidad de 93 por ciento de vivir cinco años. Cerca de 68 por ciento de los hombres con cáncer en la próstata viven 10 años y 52 por ciento viven 15 años o más.

La esperanza es que las cifras de supervivencia sigan mejorando si más hombres se someten a exámenes rectales digitales y pruebas de APE regulares para identificar el cáncer durante sus etapas tempranas, cuando puede curarse. La proporción de supervivencia para el cáncer que se detecta oportunamente y está confinado a la próstata es de casi 100 por ciento.

Respuestas a sus preguntas

¿Qué son los marcadores tumorales?
Son sustancias que se encuentran en la sangre provenientes de las células cancerosas. Cuando existen en niveles elevados, pueden indicar la presencia de cáncer. Durante el tratamiento y las visitas de

seguimiento, puede hacerse pruebas sanguíneas para detectar la elevación en marcadores tumorales. El APE es un marcador tumoral para cáncer en la próstata.

¿Es la biopsia la única manera en que puedo estar seguro de que tengo cáncer en la próstata?
Sí. Otras pruebas, como el examen rectal o la prueba de APE, pueden indicar una fuerte posibilidad de esta enfermedad, pero la biopsia es la única manera de estar seguro.

¿Puede estar mal una biopsia?
Cuando se toman muestras de tejido de la glándula, es posible no encontrar el cáncer. Esto se llama error de muestreo. El hecho de que el resultado de la biopsia sea normal no es garantía de que no tiene cáncer; sin embargo, los errores de muestreo son raros.

¿Es posible que la biopsia desprenda las células cancerosas y les permita diseminarse?
No existe evidencia que sugiera esta posibilidad. Las células cancerosas que no son extirpadas con la biopsia permanecen dentro del tumor en el que están creciendo.

¿Por qué debo dejar de tomar aspirina antes de una biopsia?
La aspirina y otros analgésicos "adelgazan" la sangre y pueden incrementar el riesgo de sangrado. Suspender estos medicamentos durante un periodo corto antes y después de la biopsia de la próstata reducirá las probabilidades de sangrado serio debido al procedimiento. Lo mismo se aplica para los anticoagulantes de prescripción que se toman para reducir la formación de coágulos.

¿Es posible que una biopsia cause impotencia?
No. La impotencia después de la biopsia probablemente se debe al estrés que frecuentemente acompaña al diagnóstico y tratamiento del cáncer. En algunos casos puede deberse a una inflamación temporal.

¿Puedo contagiar de cáncer a mi esposa durante las relaciones sexuales?
No. Las células cancerosas no escaparán del cuerpo durante las relaciones y, aunque pudieran hacerlo, no podrían crecer dentro del cuerpo de otra persona porque están genéticamente codificadas para el suyo.

Capítulo 7

¿Cuáles son las opciones?

E nterarse de que tiene cáncer puede producirle pánico. Puede sentir que debe tomar una decisión instantánea e iniciar de inmediato el tratamiento. Sin embargo, debido a que el cáncer de próstata con frecuencia es de crecimiento lento, por lo general no hay necesidad de apresurarse.

Dese un poco de tiempo para reunir información y considerar las opciones de tratamiento. Puede visitar la biblioteca del centro médico, si éste cuenta con una, visitar la biblioteca local o consultar fuentes respetadas en Internet, como la Sociedad Americana del Cáncer o la Asociación Urológica Americana. Una vez que haya leído sobre la enfermedad escriba las preguntas que desea hacer al médico antes de decidir sobre el plan de tratamiento.

También puede resultarle útil llevar consigo a un familiar o amigo a la siguiente consulta. Ellos pueden recordarle las preguntas importantes que desea hacer. Además, esa persona puede escuchar con atención y ayudarle a recordar la discusión más tarde, incluyendo las conclusiones importantes a las cuales llegaron.

Frecuentemente, hay más de una manera de tratar el cáncer de próstata, e incluso puede utilizar un "golpe de uno-dos", una combinación de tratamientos como cirugía seguida por radiación. El tratamiento que usted y el médico elijan dependerá de varios factores como la velocidad con que crece el cáncer, el grado de extensión, la edad y el estado de salud, además de los beneficios y los efectos secundarios potenciales del tratamiento.

Dejar solo al cáncer

Dado que las pruebas sanguíneas pueden detectar el cáncer de próstata en una etapa muy temprana, más hombres tienen una opción que es menos traumática que los tratamientos tradicionales. Se le conoce por muchos nombres, como "espera vigilante", "observación" o "terapia expectante". Lo único que tiene que hacer es vigilar de cerca al cáncer por medio de pruebas sanguíneas y exámenes rectales regulares que se efectúan aproximadamente cada seis meses. También puede requerir de biopsias ocasionales.

Si es bastante joven y sano, entre 50 y 70 años, es probable que el médico no recomiende este método. Debido a la edad, el cáncer tiene muchos años para crecer, e incluso un cáncer pequeño y de crecimiento lento puede llegar a alcanzar el punto en que necesite tratamiento adicional. Asimismo, las células cancerosas podrían volverse agresivas repentinamente y diseminarse tanto que la curación fuera difícil o imposible.

No obstante, si tiene 70 años o más, y el cáncer es pequeño y de crecimiento lento, la espera vigilante puede ser la mejor opción. Hay una alta probabilidad de que, sin ningún tipo de tratamiento, viva otros diez años sin que el cáncer se extienda, o sin que le cause problemas. Con una vigilancia cuidadosa podrá actuar con rapidez si la enfermedad se vuelve agresiva, y el tratamiento se hace necesario para detener el crecimiento.

¿Es candidato para la espera vigilante?

- Si tiene 70 años o más y el cáncer es pequeño y de grado bajo (valor Gleason de dos a cuatro).
- El cáncer está confinado a la próstata y requiere tiempo para pensar en las opciones.
- No puede soportar los efectos secundarios del tratamiento por razones de edad o salud.
- La expectativa de vida futura es menor a diez años debido a otra afección.

¿Cuáles son los beneficios?

- Evita los riesgos asociados con otros tratamientos, como la impotencia o la incontinencia.
- La espera vigilante le proporciona tiempo para considerar las opciones de tratamiento. Un pequeño tumor puede tardar varios años en duplicar su tamaño, puede utilizar este tiempo para su beneficio.

- Es la opción más barata y requiere únicamente exámenes y pruebas ocasionales.

¿Cuáles son las desventajas?

- El cáncer puede crecer mientras espera. Aunque es raro, un tumor de crecimiento lento puede volverse uno de crecimiento rápido en semanas o meses. Entre los hombres con valores Gleason de dos a cuatro, cerca de dos por ciento desarrollan cáncer fuera de la próstata en el primer año.
- Puede volverse la "preocupación andando", siempre angustiado sobre el cáncer y preocupado con las pruebas y la enfermedad. Aunque los tratamientos más agresivos tienen riesgos, reducen el temor de que puede estar jugándose la vida.

Extirpar la próstata

La manera más segura de curar el cáncer confinado a la próstata es extirpando esta glándula. Este tipo de cirugía se llama prostatectomía radical.

Hasta hace algunos años, la prostatectomía radical casi garantizaba consecuencias devastadoras: casi todos los hombres sometidos a este procedimiento se volvían impotentes o sufrían la disminución en las funciones sexuales. Muchos de ellos tenían problemas de vejiga. Además, la mayoría presentaba tal pérdida de sangre durante la operación que requerían de transfusiones.

Los nuevos métodos e instrumentos desarrollados en las últimas dos décadas han cambiado a esta cirugía drásticamente. Ahora los cirujanos utilizan técnicas especiales para extirpar la próstata al mismo tiempo que salvan a los músculos y los paquetes de nervios que controlan la micción y la función sexual. Los métodos para controlar el sangrado excesivo también son ya, una rutina.

Debido a estos refinamientos, actualmente uno de cada cuatro hombres con cáncer de próstata elige la cirugía. Hace diez años, sólo uno de cada diez optaba por ella.

Cirugía retropúbica

Es uno de dos métodos para extirpar la próstata. En este procedimiento, se saca la glándula a través de una incisión en la

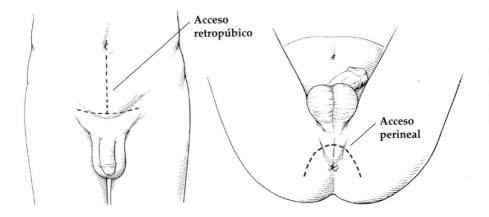

Acceso retropúbico

Acceso perineal

Con la cirugía retropúbica, la glándula prostática se elimina a través de una incisión en la porción inferior del abdomen. La cirugía perineal incluye la eliminación de la glándula a través de una incisión entre el ano y la bolsa escrotal.

parte inferior del abdomen que típicamente va desde abajo del ombligo hasta 2.5 cm arriba del pene (vea ilustración).

Es la forma más común de extirpar la próstata debido a dos razones: el cirujano puede usar la misma incisión para eliminar los nódulos linfáticos circundantes, los cuales se analizan para asegurarse de que el cáncer no se ha extendido. Además, el procedimiento proporciona al cirujano un mejor acceso a la próstata, facilitando la salvación de los nervios que controlan la erección.

Es probable que la noche anterior a la cirugía se administre un enema o laxantes para eliminar cualquier materia fecal del recto. Esto reduce las probabilidades de infección si la pared del recto se perfora durante la cirugía, un riesgo poco común pero posible.

Probablemente el paciente opte por dormir durante la operación con anestesia general, o quizá se aplique una inyección epidural que adormece únicamente la mitad inferior del cuerpo. La anestesia general es más común.

Después de la incisión, el cirujano puede extirpar los nódulos linfáticos cercanos a la próstata y enviarlos para que los examine un patólogo. Los nódulos linfáticos agrandados o sospechosos pueden evaluarse por técnicas de sección por congelamiento para determinar si hay cáncer. Frecuentemente, los resultados se obtienen en 15 a 30 minutos. Si se encuentra cáncer, el cirujano puede cerrar la incisión sin quitar la glándula, o puede continuar con la operación. La decisión de proceder cuando los nódulos linfáticos son positivos depende del número que esté afectado, la edad del paciente y los síntomas asociados. Entre menos nódulos contengan cáncer, más joven sea el intervenido y menores sean los síntomas, mayores serán las probabilidades de que el cirujano continúe con la cirugía.

Una vez que se extirpa la próstata, el cirujano reconstruirá parte de la vejiga uniendo la uretra y el músculo del esfínter localizado debajo del sitio donde se encontraba la glándula directamente con la vejiga. Este procedimiento aumenta las probabilidades de controlar el flujo de orina aunque puede tomar semanas, o posiblemente meses, para que el cuerpo se fortalezca lo suficiente para recuperar el control de la vejiga.

Según el sitio en el que se encuentre el cáncer, el cirujano tratará de salvar los paquetes de nervios unidos a cada lado de la próstata. Estos nervios controlan la capacidad para tener erección. Frecuentemente los cirujanos pueden salvar uno o ambos paquetes si el cáncer no está demasiado cerca.

Los hombres entre los 40 y 60 años de edad que se someten a este tipo de cirugía de salvación de los nervios tienen mayores probabilidades de conservar una erección que los de mayor edad. En algunos hombres mayores —en especial los que no son sexualmente activos— los nervios salvados no sobreviven al impacto de la cirugía. En promedio, la mitad de los hombres sexualmente activos antes de la operación sufre impotencia o disminución en la función sexual, como pérdida del orgasmo o reducción de la sensación, después de la cirugía. En el caso de los hombres que ya eran impotentes en el momento de la cirugía, generalmente se eliminan los paquetes de nervios, pues ya no son necesarios y existe la remota posibilidad de que contengan células cancerosas.

Si se respeta por lo menos un paquete de nervios, todavía es posible tener erecciones. Sin embargo, debido a que la próstata y las vesículas seminales producen la mayor parte del fluido seminal, después de la cirugía las eyaculaciones contendrán muy poco líquido. Si ninguno de los paquetes puede salvarse, todavía puede tener impulsos sexuales normales (líbido) y orgasmos, aunque sin erecciones normales. El capítulo 10 discute los dispositivos y medicamentos que pueden ayudar a lograr una erección si ya no puede hacerse de manera natural.

Después de la cirugía, es típica la recuperación de uno a tres días en el hospital y de tres a cinco semanas en casa. También se necesitará usar un catéter durante dos o tres semanas para darle tiempo de curarse al tracto urinario.

Cirugía perineal

En esta forma de cirugía se hace una incisión entre el ano y el saco del escroto que sostiene a los testículos. Por lo general hay menos sangrado en esta operación y los hombres más pesados se recuperan más rápido. Por desgracia, este método hace que sea más difícil —y algunas veces imposible— para el cirujano localizar y salvar los paquetes de nervios unidos a la próstata. Además, tampoco es posible llegar a los nódulos linfáticos cercanos. Debido a lo anterior, esta cirugía es menos común.

¿Es candidato para la cirugía?

- Si el cáncer está confinado a la próstata.
- Está lo suficientemente sano para soportar la operación.
- La esperanza de vida es mayor de lo que el cáncer le permitiría vivir.

¿Cuáles son los beneficios?

Para el cáncer que está confinado a la próstata, la cirugía es el tratamiento más efectivo. Incluso, puede curar la enfermedad.

¿Cuáles son las desventajas?

- Toda cirugía implica algún riesgo. Aunque la mortalidad es baja, cerca de uno por ciento de los hombres sometidos a la cirugía muere como resultado de las complicaciones. El riesgo aumenta con la edad.
- El paciente puede quedar impotente. Esto depende en gran parte de la edad. Entre 60 y 80 por ciento de los hombres menores de 50 años que se someten a cirugía de salvación de los nervios logra erecciones normales después. En el caso de los hombres de más de 70 años, sólo entre 15 y 25 por ciento conserva una función sexual normal. La habilidad del cirujano y la calidad de las erecciones antes de la operación pueden afectar el resultado. Si existían problemas para lograr o mantener la erección antes de la cirugía, las probabilidades de ser impotente después de ella serán mayores.
- Puede sufrir incontinencia — por lo menos temporalmente. Después de que se retira el catéter, casi todos los hombres tienen algunos problemas de control de la vejiga por lo menos

durante algunos días. Podrían presentarse trastornos durante semanas, o hasta meses. Si es así, hay medicamentos y tratamientos que ayudan a mejorar el control de la vejiga. Cerca de 95 por ciento de los hombres recupera finalmente el control total. La mayoría de los restantes sufre incontinencia por "estrés", lo cual significa que no pueden controlar el flujo de orina cuando se hace presión sobre la vejiga, lo cual sucede cuando estornudan, tosen, ríen o levantan un peso.

- La recuperación puede tomar uno a dos meses.
- Hay un pequeño riesgo de sufrir daño en la parte inferior del intestino o el recto. Puede ser necesaria otra cirugía para reparar el daño.

Destruir el cáncer con radiación

Este tratamiento utiliza rayos X de alto poder u otro tipo de radiación para matar las células cancerosas. Generalmente es el tratamiento de preferencia si se es mayor o si el estado de salud de la persona es malo y puede resultarle difícil soportar la cirugía. Para el cáncer confinado a la próstata, la radiación es con frecuencia tan efectiva como la cirugía durante un tiempo de hasta diez años.

Este método también se emplea para tratar el cáncer que se ha extendido fuera de la próstata. Puede destruir las células cancerosas, reducir los tumores y aliviar síntomas dolorosos.

Rayo externo

Comúnmente la radiación se aplica por medio de un rayo proveniente de una gran máquina que se coloca sobre el cuerpo. Desafortunadamente, estos "rayos externos" hacen más que destruir las células malignas: pueden dañar tejidos sanos en la misma área.

Ésta es la razón por la cual el primer paso en esta terapia consiste en hacer un mapa de las áreas del cuerpo que recibirán la radiación. Los escaneos tridimensionales muestran la localización de la próstata y los órganos circundantes. Los programas para imágenes por computadora permiten al terapeuta girar la imagen en cualquier dirección para encontrar los mejores ángulos para lanzar los rayos.

Generalmente los tratamientos se dan cinco días por semana durante cerca de seis o siete semanas. Cada sesión toma cerca de 15 minutos. No obstante, gran parte de este tiempo se dedica a la preparación. El tiempo real en el que se somete al paciente a la radiación es de apenas un minuto. Para asegurarse de que los rayos den precisamente en el blanco, se coloca un sostén corporal que lo mantendrá en la misma posición para cada tratamiento. También se pide al paciente que llegue con la vejiga llena, lo cual ayudará a sostener la próstata en la misma posición durante cada sesión. El terapeuta hará marcas con tinta en su piel, las que le ayudarán a radiar los mismos puntos cada vez. Algunos protectores especialmente diseñados cubrirán las áreas cercanas como el intestino, ano, pared del recto y uretra, protegiéndolas de los rayos dispersos.

Durante el procedimiento la persona permanecerá acostada en una mesa mientras una máquina conocida como acelerador lineal se mueve alrededor disparando al cáncer la radiación. La primera fase del tratamiento por lo general implica cubrir la región pélvica completa con dosis bajas de radiación para matar cualquier célula cancerosa microscópica que se haya desprendido de los tumores detectables. Esto continúa durante cerca de dos semanas.

Durante la segunda fase del tratamiento, comúnmente se angostan y fortalecen los rayos para atacar tumores individuales. Esto proporciona al intestino y vejiga un descanso necesario de la radiación. Las dosis más altas de esta última son más efectivas para matar el cáncer, pero también son más dañinas para el tejido sano. Después de dos semanas de radiación sobre los tumores se pueden recibir otras dos, aproximadamente, de radiación general sobre la pelvis.

Una nueva y prometedora terapia de rayo externo conocida como terapia de radiación conformal tridimensional (TRC 3-D) utiliza protones en lugar de rayos X para matar el cáncer. Los protones son partes de los átomos que causan poco daño a los tejidos circundantes, pero destruyen con eficiencia las células al final del rayo. Esto permite al terapeuta administrar dosis más altas de radiación.

Implantes de semillas

Un segundo método de radiación que cada vez es más popular usa agujas guiadas por ultrasonido para inyectar en la próstata "semillas" radiactivas del tamaño de un arroz (vea ilustración). Estas semillas producen el doble de radiación que los rayos externos, y causan menos daño al tejido sano.

Glándula prostática

Semillas

Tumor

Se insertan varias semillas radiactivas pequeñas en la glándula prostática. Las semillas emiten radiación destinada a destruir el cáncer

El procedimiento toma cerca de una hora y no hay necesidad de internar al paciente. Se aplica con anestesia general o espinal (epidural), que adormece la parte inferior del cuerpo.

Entre 70 y 150 semillas del tamaño de un arroz se insertan en la próstata por medio de una aguja que pasa a través de la piel del perineo, el área entre el escroto y el ano. El número de semillas que se insertan depende del tamaño de la próstata. Por lo general, la terapia funciona mejor en próstatas pequeñas a medianas.

Las semillas radiactivas pueden contener una de varias sustancias radiactivas dependiendo del grado de cáncer. Típicamente, se le administrará yodo, si el valor Gleason es menor a seis, o paladio, que es más potente, si dicho valor es más alto. Las semillas se dejan en el lugar aun cuando hayan dejado de emitir radiación. Otras semillas que contienen una sustancia todavía más potente, llamada iridio, se dejan adentro sólo temporalmente.

Una sonda ultrasónica insertada en el recto guía al médico para la colocación de las semillas en la próstata, sin olvidar área alguna. Un dispositivo llamado templete, unido a la parte externa de la sonda y sostenido contra el periné, guía y estabiliza a las agujas cargadas con las semillas.

Las semillas de yodo y paladio generalmente emiten una radiación que llega apenas unos milímetros más allá de donde están implantadas. Aunque este tipo de radiación no es suficiente para escapar del área de la próstata, los médicos recomiendan que durante el primer par de meses se mantenga a una distancia de por lo menos dos metros de los niños y las mujeres embarazadas, quienes son especialmente sensibles a la radiación. Generalmente, la radiación dentro de las cápsulas se agota después de un año.

Debido a que la implantación de semillas es nueva, sus efectos a largo plazo se desconocen. Pero los alentadores resultados a corto plazo sugieren que ésta podría convertirse en una forma común de terapia para el cáncer de próstata en la próxima década. De acuerdo con los estudios iniciales, las semillas radiactivas controlan el crecimiento del cáncer durante cinco años en 90 por ciento de los hombres, y por diez años en 85 por ciento de ellos. En dos de cada tres, las semillas destruyen la enfermedad.

Los implantes de semillas generalmente producen menos efectos secundarios que la radiación con rayo externo. La impotencia se presenta en uno de cada seis hombres, comparado con uno de cada dos con la radiación con rayo. La incontinencia es rara.

¿Es candidato para la radiación?
- Si el cáncer no se puede curar por cirugía porque se ha diseminado fuera de la próstata.
- El cáncer está confinado a la glándula y es de grado medio o bajo.
- No quiere someterse a la cirugía.
- Espera vivir más tiempo del que le permitiría el cáncer.

¿Cuáles son los beneficios?
- Para el cáncer confinado a la próstata, la radiación es casi tan efectiva como la cirugía dentro de un periodo de diez años.
- El procedimiento generalmente se hace sin necesidad de internar al paciente. Con la implantación de las semillas, puede ser necesario pasar una noche en el hospital.
- La radiación no implica el trauma y la recuperación asociadas con la cirugía.

¿Cuáles son las desventajas?
- La radiación puede afectar la función sexual. Con el tiempo, puede dañar a los nervios que controlan las erecciones y las arterias que llevan sangre al pene. La mayoría de los hombres no tiene problemas con las erecciones o las relaciones sexuales en los primeros meses después de la terapia de radiación, pero finalmente la mayoría de los hombres sufre algunas complicaciones. Sólo cerca de la mitad de los que tenían funciones sexuales normales antes de la radiación la

retiene después de la terapia. El porcentaje es mayor para la terapia de implantación de semillas. Entre más joven sea el paciente, tendrá mayores probabilidades de conservar la capacidad de practicar relaciones sexuales normales.

• La terapia de rayo puede agotar la energía y disminuir el apetito. Ambas deben recuperarse un par de meses después del tratamiento.

• Algunos hombres tienen problemas intestinales debido a la terapia de rayo externo, que incluyen náusea, diarrea, sangrado del recto, ardor alrededor del ano y sensación de que necesita tener un movimiento intestinal. Los síntomas generalmente ceden cuando terminan los tratamientos, pero continúan en cerca de cinco por ciento de los hombres.

• La terapia de rayo produce problemas urinarios en aproximadamente tres de cada cuatro hombres. Las quejas más comunes son: la sensación constante de que necesita orinar, sangre en la orina, micción dolorosa con ardor y fugas de orina. Cerca de cinco por ciento de los hombres padecen síntomas serios y deben ser hospitalizados. Menos de uno por ciento de los que se hospitalizan necesitan cirugía para corregir el problema.

Congelar las células cancerosas (crioterapia)

Otra forma de matar al cáncer de próstata consiste en congelar a la glándula, casi como convertirla en una bola de hielo. Los médicos utilizan un método similar para matar verrugas: sumergen un hisopo en un tanque con nitrógeno líquido extremadamente frío, y luego frotan la verruga, ésta muere y se cae. El tejido de la próstata muere de la misma manera y se absorbe para después ser eliminado por el organismo.

El procedimiento, llamado crioterapia, implica la inserción de cinco a siete varillas metálicas, cada una de casi 15 cm de largo, en el interior de la próstata, a través del periné. Una sonda ultrasónica colocada en el recto ayuda al médico a colocar las varillas. Una vez que las puntas de éstas se encuentran en la posición correcta, se hace circular nitrógeno líquido dentro de las varillas, y la temperatura disminuye hasta alcanzar aproximadamente -190°C. Al congelarse el tejido, la formación y expansión de cristales de hielo dentro de las células cancerosas hace que se rompan y mueran. Para evitar que la uretra se congele junto con la próstata, se coloca un catéter dentro de la primera que se llena con una solución para calentarla.

El procedimiento completo toma cerca de dos horas, y la mayor parte del tiempo se emplea para colocar cuidadosamente las varillas. El congelamiento de la próstata requiere cerca de 30 minutos.

Quizás el paciente deba permanecer en el hospital uno o dos días. Probablemente podrá regresar a sus actividades normales en un par de semanas. Sin embargo, el cuerpo requerirá cerca de nueve meses a un año para eliminar las células muertas. Es posible que el procedimiento deba repetirse posteriormente.

¿Es candidato para la crioterapia?
- Si el cáncer está confinado a la próstata.
- Quien no está lo suficientemente sano para soportar la cirugía o la radiación.
- Quien no desea someterse a cirugía o radiación.

¿Cuáles son las ventajas?
- La crioterapia controla el cáncer confinado a la próstata en aproximadamente 80 por ciento de los hombres.

---

10 preguntas para hacer al médico

Para ayudar a determinar la mejor forma de tratamiento, pregunte a el médico lo siguiente:

1. ¿Qué opciones tengo?
2. ¿Qué tan rápido crece el cáncer si se deja sin tratamiento?
3. ¿Piensa que el cáncer se puede curar sin tratamiento? Si es así ¿cuáles son las probabilidades?
4. ¿Qué tratamiento recomienda y por qué?
5. ¿Cuántas veces ha realizado este procedimiento?
6. ¿Cuándo podremos saber si el tratamiento funcionó?
7. ¿Cuáles son los riesgos de efectos colaterales duraderos como impotencia o incontinencia?
8. ¿En cuánto tiempo podré regresar a trabajar?
9. ¿Tendré que restringir actividades?
10. Si el tratamiento no funciona, ¿tengo otra opción?

- El procedimiento requiere únicamente uno o dos días en el hospital y a veces puede hacerse sin necesidad de internar al paciente.
- Hay muy poca pérdida de sangre.
- El tiempo de recuperación es corto, sólo de una o dos semanas.

¿Cuáles son las desventajas?

- El procedimiento es casi nuevo y no se usa ampliamente.
- La crioterapia no siempre mata a las células cancerosas en el primer intento. Puede ser necesario repetirla.
- Tiene una probabilidad de 90 por ciento de que se produzca impotencia. Los paquetes de nervios que controlan la erección pueden congelarse y morir.
- Puede tener problemas para orinar durante varias semanas después de la intervención. La congelación hace que la glándula se inflame temporalmente, lo cual presiona la uretra.
- Puede presentar lesiones y molestias temporales en los sitios donde se insertaron las varillas.
- Aunque los resultados a corto plazo parecen prometedores, el porcentaje de supervivencia a largo plazo parece ser menor que con la cirugía o la radiación.

Respuestas a sus preguntas

¿Es más difícil la cirugía en algunos hombres?
La prostatectomía radical puede ser más complicada en los hombres obesos o que presentan una pelvis especialmente profunda o angosta. También puede resultar más difícil extirpar una próstata extremadamente grande. No obstante, un cirujano con experiencia debe ser capaz de superar estos obstáculos.

¿Es dañina la radiación?
Las cantidades incontroladas de radiación pueden ser peligrosas, incluso mortales. La cantidad que se recibe durante la terapia de radiación se calcula con precisión y se controla para causar un daño mínimo a las células sanas.

¿Pueden salirse de la próstata las semillas radiactivas?
En ocasiones, algunas semillas pueden pasar a la uretra y ser excretadas en su orina. Esto generalmente no causa problemas.

¿Debo pedir una segunda opinión antes de tomar una decisión?
Nuevamente, esto depende. Si confía en el médico y está cómodo con el plan de tratamiento la segunda opinión puede no ser necesaria. No obstante, si está preocupado con el diagnóstico, no confía en el médico o no se siente conforme con el tratamiento que le recomendó, entonces puede ser aconsejable pedir una segunda opinión.

Capítulo 8

Cuando el cáncer ha avanzado

Cuando el cáncer se ha diseminado fuera de la próstata, la curación de la enfermedad es más difícil. Sin embargo, ciertos tratamientos pueden ayudar a retardar el crecimiento e incluso a reducir los tumores. Esto implica la oportunidad de vivir más tiempo y disfrutar una mejor calidad de vida, aunque padezca cáncer avanzado.

Control del cáncer con hormonas

Muchos cánceres de la próstata se alimentan con andrógenos, de las palabras griegas *andros* (hombre) y *gennan* (producir). Estas hormonas sexuales producen características masculinas. La testosterona, la principal hormona sexual masculina, es responsable del desarrollo normal de los órganos sexuales y de otras propiedades masculinas, como el vello facial y los músculos grandes.

Cuando hay cáncer en próstata, la circulación de estas hormonas a través del cuerpo y alrededor del tumor hacen que éste crezca con mayor rapidez. La forma más común de tratar el cáncer avanzado de próstata es cortar la provisión de estas hormonas en el tumor. Cerca de 75 por ciento de los hombres con cáncer avanzado en próstata elige esta forma de tratamiento. La terapia hormonal utiliza medicamentos para hacer una de dos cosas, y algunas veces ambas:
- Evitar que el cuerpo produzca la mayoría, pero no todas, las hormonas sexuales masculinas

- Bloquear el paso de las hormonas restantes hacia las células cancerosas

La terapia hormonal es tan efectiva para reducir los tumores que también se está utilizando en algunos cánceres en etapa temprana en combinación con la cirugía y la radiación. Las hormonas reducen los tumores grandes de manera que la cirugía o la radiación pueden destruirlos con mayor facilidad y, después de la cirugía o la radiación, los fármacos ayudan a matar las células que quedaron el sitio del tumor.

En un estudio, 79 por ciento de los hombres sometidos tanto a radiación como a terapia hormonal todavía estaba vivo después de cinco años, en comparación con 62 por ciento de los hombres que recibieron únicamente la radiación.

Hay tres tipos de terapia hormonal:

Medicamentos que disminuyen la producción de testosterona
Más de 90 por ciento de la testosterona se produce en los testículos. Un tratamiento hormonal popular establece un bloqueo químico el cual impide que los testículos reciban el mensaje de producir dicha hormona. Estos mensajes provienen inicialmente del hipotálamo, un área del cerebro que secreta sustancias químicas que controlan muchas funciones corporales. Una de estas sustancias es la hormona de liberación de la hormona luteinizante (HLHL) que alerta a la glándula pituitaria, localizada justo bajo el cerebro, para que libere hormona luteinizante (HL), el compuesto que le señala a los testículos que produzcan testosterona.

Varios medicamentos conocidos como agonistas de la HLHL pueden interrumpir esta vía de comunicación. Dichos fármacos son hormonas sintéticas similares a la HLHL natural del cerebro, pero en lugar de activar el interruptor químico que activa a la HL, lo inactivan. El mensaje de producir testosterona nunca llega a los testículos.

Dos de los bloqueadores más comunes de la HLHL son el leuprolide y el goserelín, que se inyectan en los glúteos cada tres meses por el resto de la vida del paciente.

Medicamentos que bloquean la capacidad de usar las hormonas
No toda la testosterona se produce en los testículos. Entre cinco y diez por ciento proviene de las glándulas suprarrenales, localizadas en la parte superior de los riñones. Los fármacos conocidos como antiandrógenos mantienen a esta forma de testosterona alejada de las células cancerosas.

Los medicamentos compiten con la testosterona para entrar en las células cancerosas, ganándole finalmente a ésta debido a que se encuentran en mayor concentración. Tres sustancias que vienen en forma de tabletas son las de uso más frecuente, la flutamida, la bicalutamida y la nilutamida. Según la marca que se le prescriba, tomará el medicamento de una a tres veces al día.

Esta terapia se usa frecuentemente en combinación con los fármacos HLHL, haciendo que muy poca o ninguna testosterona llegue a las células cancerosas. Los médicos se refieren a la combinación como el bloqueo total de andrógenos.

Uso intermitente de fármacos

Privar al cáncer de próstata de la testosterona por lo general no lo suprime, pues frecuentemente se vuelve resistente en un periodo de uno a tres años y aprende a progresar sin la hormona. Una vez que esto sucede, las opciones para detenerlo se vuelven limitadas.

Algunos investigadores sospechan que el uso continuo de medicamentos hormonales puede ser la razón por la cual el cáncer aprende a adaptarse. Estos mismos científicos piensan que suspender ocasionalmente el fármaco puede impedir que el cáncer se ajuste a la pérdida de testosterona o por lo menos retardar este proceso. Las investigaciones clínicas están probando esta idea en la actualidad.

La manera exacta en que el cáncer se vuelve resistente es un misterio. Hay muchos tipos diferentes de células cancerosas de la próstata. Dos categorías amplias son: las "sensibles a las hormonas" y las "insensibles a las hormonas". Cuando hay cáncer en próstata es probable que se presenten ambos tipos de células. Entre más células sensibles a hormonas existan, mejor será la respuesta al tratamiento hormonal. Entre menos de ellas haya, peor será la respuesta. Con el tiempo, las células sensibles a hormonas mueren, pero las insensibles aprovechan esto y crecen sin control.

Con la terapia intermitente hay que suspender los medicamentos hormonales después de que el APE cae a un nivel bajo y permanece estable, y se reinicia la administración del fármaco cuando el APE se eleva de nuevo, generalmente por arriba de 10 nanogramos por mililitro. Durante los periodos sin medicamento, que pueden durar un año o más, no se sufren las molestias de los efectos secundarios de las medicinas, que incluyen disminución del impulso sexual, impotencia y crecimiento de los pechos.

¿Es candidato para la terapia hormonal?

Si el cáncer se ha extendido fuera de la próstata.

¿Cuáles son los beneficios?

- La terapia hormonal puede retardar temporalmente el crecimiento del cáncer de próstata y reducir los tumores existentes aliviando los síntomas y permitiendo que el paciente viva más tiempo.
- Tiene una efectividad aproximada de 80 por ciento por uno a tres años.
- Se puede suspender permitiendo el regreso de la producción normal de hormonas.

¿Cuáles son las desventajas?

- La terapia hormonal disminuye o elimina el impulso sexual en la mayoría de los hombres.
- Es común que produzca impotencia.
- Puede provocar sofocos de calor, similares a los que las mujeres frecuentemente padecen durante la menopausia.
- Puede hacer que los pechos crezcan ligeramente y duelan. Un tratamiento con pequeñas dosis de radiación puede evitar esto.
- Produce aumento de peso, generalmente de cuatro a seis kilogramos.
- Reduce la masa muscular y ósea, aumentando la posibilidad de sufrir fracturas.
- Algunos fármacos ocasionan náusea, diarrea y fatiga.
- En casos raros puede conducir a daño hepático.
- La mayoría de los cánceres se vuelve resistente al medicamento en uno a tres años.
- Algunos medicamentos cuestan cientos de dólares al mes y es posible que ningún seguro médico los cubra.

Con la terapia hormonal actual, cerca de 50 por ciento de los hombres cuyo cáncer se ha extendido a otros órganos pélvicos, como la vejiga y el recto, vive durante cinco años. Aproximadamente 40 por ciento de ellos vive por diez años. Si el cáncer ha llegado al hueso, es común que el tiempo sea menor. Cerca de 50 por ciento de los hombres vive dos años y un promedio de 30 por ciento vive cinco años.

Elegir la cirugía testicular

La eliminación quirúrgica de los testículos para impedir la producción de testosterona fue en un tiempo el tratamiento estándar para el cáncer avanzado de la próstata. Todavía se realiza ocasionalmente, pero las sustancias bloqueadoras de las hormonas han reducido la necesidad de la cirugía testicular al proporcionar lo que constituye una castración química.

El término médico para la remoción de los testículos es orquiectomía bilateral. "Orqui" proviene de la palabra griega *orquis*, que significa testículo, y "ectomía" significa remoción "bilateral" se refiere a que se remueven ambos testículos.

Frecuentemente el procedimiento se lleva a cabo sin necesidad de internar al paciente y usando un anestésico local. El médico realiza una pequeña incisión en el centro del escroto, la bolsa que contiene a los testículos. Cada uno de estos últimos se corta a la altura del cordón espermático al cual está unido y se extirpa. La mayor parte del cordón se deja para proporcionar una apariencia natural. En algunos casos se coloca un implante artificial en el escroto durante la cirugía para mantener un aspecto más normal.

¿Es candidato para la orquiectomía?
- Si no puede tolerar la terapia hormonal por otras razones de salud.
- Si no es capaz de tomar los medicamentos diariamente de acuerdo con la prescripción ni de visitar con regularidad al médico para que le aplique las inyecciones de hormonas.

¿Cuáles son los beneficios?
- El procedimiento es rápido y no es necesario internar al paciente.
- El riesgo de complicaciones es bajo.
- Es menos costoso que los medicamentos hormonales.
- Sus efectos son casi inmediatos. En unas cuantas horas, la única testosterona que queda es la proveniente de las glándulas suprarrenales.
- Los hombres que optan por esta cirugía han informado tener una mejor calidad de vida que los que eligen inyecciones hormonales. Los efectos secundarios son generalmente menos intensos.

¿Cuáles son las desventajas?
- No elimina el cinco a diez por ciento de testosterona que producen las glándulas suprarrenales.
- Lo mismo que con los medicamentos hormonales, la cirugía reduce o elimina el impulso sexual en la mayoría de los hombres.

- Deja impotentes a la mayoría.
- La mitad de los hombres sufren crecimiento o dolor en los pechos.
- Cerca de 50 por ciento de ellos presenta oleadas de calor.
- Pueden sentirse menos varoniles y deprimirse con sentimientos parecidos a los que tienen las mujeres después de la mastectomía o la histerectomía.
- Puede provocar osteoporosis, un problema que debilita los huesos y aumenta el riesgo de sufrir fracturas.
- Aunque es probable que el cáncer entre en remisión durante uno a tres años, es casi seguro que volverá, porque las células cancerosas se adaptan a la falta de hormonas.

Después de la cirugía testicular, cerca de 50 por ciento de los hombres vive tres años más. Aproximadamente 25 por ciento vive cinco años o más. Los hombres con cáncer confinado al área pélvica generalmente viven todavía más: 50 a 60 por ciento vive cinco años, y 40 por ciento vive diez años o más.

Uso de la quimioterapia

La quimioterapia es un tratamiento de primera línea para muchas formas de cáncer y con frecuencia es tremendamente efectiva en la destrucción de las células malignas. Por desgracia, el cáncer de próstata no se encuentra entre aquellos para los cuales es útil este método. Debido a ello, en general se usa sólo como último recurso, comúnmente después de que ha fallado la terapia hormonal.

Como el nombre lo indica, la quimioterapia usa sustancias químicas —fármacos anticáncer— para matar a las células cancerosas. Estas sustancias se pueden administrar por vía intravenosa, inyectándolas con una aguja, o tomar como pastillas. La principal desventaja de la quimioterapia es su alta proporción de efectos secundarios. Los fármacos son tóxicos no únicamente para las células cancerosas, sino para las sanas. La quimioterapia puede, por ejemplo, destruir los glóbulos blancos, que combaten las infecciones y que forman parte del sistema inmune, incrementando el riesgo de sufrir infecciones causadas por virus o bacterias. Algunas sustancias provocan caída del cabello, mientras que otras causan náusea o agotan la energía. Los efectos secundarios generalmente desaparecen cuando termina el tratamiento.

Aunque la quimioterapia tiene una mala reputación en el tratamiento del cáncer de próstata, esto podría cambiar a medida que los investigadores experimentan con nuevos fármacos contra dicha enfermedad. La suramina, por ejemplo, puede destruir células que son resistentes a la terapia hormonal y también bloquear las hormonas liberadas de las glándulas suprarrenales. Pero esta sustancia no ayuda a todo el mundo y, de hecho, puede hacer que empeore la salud de algunos hombres. Según el tipo de células cancerosas que existan, un paciente puede responder de manera diferente a otra persona que reciba la misma quimioterapia. Los investigadores esperan identificar ciertos fármacos para quimioterapia que destruyan diferentes tipos de células cuando se tomen en combinación.

¿Es candidato para la quimioterapia?
Si el cáncer es resistente a la terapia hormonal y no desea una orquiectomía.

¿Cuáles son los beneficios?
- El medicamento puede ayudar a reducir el dolor.
- Existe una ligera posibilidad de que los medicamentos reduzcan el crecimiento de las células cancerosas.

¿Cuáles son las desventajas?
- La quimioterapia tiene un récord desalentador en lo que respecta al cáncer de próstata. Los fármacos actuales no parecen alargar la vida.
- Los efectos secundarios de estos medicamentos pueden disminuir la calidad de vida: puede sentirse náusea y vómito, pérdida del apetito y la energía, caída del cabello y llagas en la boca. Uno de los efectos secundarios más peligrosos es el daño a los glóbulos blancos, lo cual aumenta significativamente el riesgo de infección.

Probar un procedimiento experimental

Si los tratamientos tradicionales no pueden controlar el cáncer, el médico puede sugerir que participe en una terapia experimental, también conocida como estudio clínico.

Las terapias experimentales no implican fármacos extraños de los cuales los investigadores sepan poco. Sólo aquellos tratamientos que son prometedores se prueban en humanos. Participar en un estudio clínico no significa necesariamente que la situación sea desesperada.

El médico puede sugerir que pruebe un nuevo tipo particular de tratamiento porque presenta señales de ser de utilidad para hombres con su perfil de salud específico.

Terapia génica

Un área de investigación que todavía se encuentra en su infancia, pero que puede ofrecer esperanzas en el futuro implica la manipulación de los genes humanos. Se están probando varias posibilidades prometedoras.

Vacunas que activan el sistema inmune. El sistema inmune es capaz de atacar a las células cancerosas, pero con frecuencia no puede diferenciarlas de las normales. Los investigadores están estudiando la posibilidad de tomar células cancerosas de la próstata y alterarlas genéticamente para hacerlas más reconocibles como invasores externos. Las células alteradas se inyectan entonces de nuevo en su cuerpo para ayudar al sistema inmune a reconocer y destruir todas las células cancerosas de la próstata. Los experimentos en animales muestran una proporción de curación a largo plazo de 30 por ciento después de sólo tres inyecciones.

Estas vacunas se están probando ahora en humanos. Si tienen éxito, podrían usarse un día no únicamente para matar el cáncer existente, sino para proteger a los hombres que estén en riesgo de sufrir cáncer de próstata.

Medicamentos que bloquean a los genes causantes del cáncer. Los investigadores han descubierto que ciertos tipos de cáncer de próstata implican a un gen conocido como HER-2, que por lo general está asociado con el cáncer de mama. El fármaco de bioingeniería trastuzumab, que bloquea el crecimiento del HER-2 en el cáncer de mama de etapa avanzada, puede ser útil en algunos hombres.

Los cambios genéticos en los cromosomas 8, 10, 16 y 17 también están relacionados con el cáncer de próstata. Los científicos están tratando de identificar los genes individuales implicados con la esperanza de suprimirlos.

Genes que alteran a las células cancerosas. Un procedimiento experimental utiliza genes que se unen a las células cancerosas haciéndolas vulnerables a fármacos que normalmente no las afectarían. Por ejemplo, cuando el gen HSVtk entra en contacto con un tumor de la próstata, dicho gen hace que las células tumorales sean susceptibles al medicamento ganciclovir, que se utiliza para tratar el herpes.

Genes que buscan y destruyen a las células cancerosas. Esta idea, que todavía se encuentra en la etapa teórica, implica la inyección de genes tóxicos en el cuerpo que están codificados para activarse únicamente cuando entran en contacto con células cancerosas de la próstata, limitando el daño de las células sanas.

Para averiguar más acerca de los estudios clínicos que se están llevando a cabo, consulte al médico o comuníquese con una organización que realice estudios sobre el cáncer, como el *National Cancer Institute* en Estados Unidos (ver página 168).

Estrategias para aliviar el dolor

Típicamente, el cáncer de próstata no es doloroso en sus etapas tempranas. No obstante, una vez que la enfermedad se extiende fuera de la glándula hacia el hueso circundante puede producir dolor intenso. Este sufrimiento no es algo con lo cual hay que vivir. Hay muchos métodos efectivos para aliviar el difícil dolor del cáncer.

Tratamiento del dolor local
Si siente dolor en un área específica del cuerpo, como la parte inferior de la espalda, existen estas opciones para tratarlo:

Radiación localizada. Es parecida a la terapia de radiación por rayo externo, pero en lugar de radiar los tumores conocidos, el sitio del dolor se convierte en el blanco. La mayoría de los hombres que reciben la radiación localizada informa de un alivio completo o por lo menos parcial del dolor después de sólo cinco a diez tratamientos.

Estroncio. El dolor debido al cáncer avanzado con frecuencia proviene de que la enfermedad se ha extendido hasta los huesos. El elemento radiactivo estroncio es especialmente efectivo para aliviar este tipo de dolor. Después de recibir una inyección, los huesos absorben el estroncio; de hecho, los huesos con cáncer lo absorben mejor que los sanos. Esto hace que la mayor parte del medicamento se dirija directamente al origen del dolor. La mayoría de los hombres se siente mejor después de una sola inyección.

Los efectos del fármaco pueden durar varios meses o hasta un año. Si estas inyecciones ayudan, puede aplicarse una aproximadamente cada seis meses, con un intervalo de por lo menos tres meses. Una desventaja es que la orina es radiactiva durante los primeros días después de la inyección, y debe desecharse en un recipiente especial para desechos peligrosos. La cuenta de glóbulos blancos también puede disminuir, lo cual produce un mayor riesgo de sufrir infecciones.

Radiación localizada y estroncio. Con frecuencia, la mejor forma de aliviar el dolor localizado en el hueso es combinando ambos tratamientos.

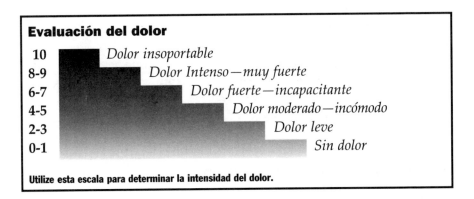

Evaluación del dolor

10	*Dolor insoportable*
8-9	*Dolor Intenso—muy fuerte*
6-7	*Dolor fuerte—incapacitante*
4-5	*Dolor moderado—incómodo*
2-3	*Dolor leve*
0-1	*Sin dolor*

Utilice esta escala para determinar la intensidad del dolor.

Estimulador de los nervios. Aunque no está ampliamente aceptado como analgésico, el estimulador eléctrico transdérmico de los nervios (TENS) ofrece alivio para algunos hombres. Pequeños electrodos se colocan sobre la piel cerca del sitio del dolor. A continuación, estos electrodos se conectan con una unidad eléctrica de baterías que puede colocarse en el cinturón. Pulsos eléctricos suaves pasan a los electrodos y se desvían a los nervios sensores del dolor.

Bloqueo de los nervios. Los especialistas en anestesiología pueden inyectar analgésicos calmantes en los nervios en el sitio del dolor. Esto funciona especialmente bien si dicho dolor se encuentra en un área donde los nervios pueden ser identificados y bloqueados.

Tratamiento del dolor general

Si siente dolor en todo el cuerpo, trate de calificarlo dentro de una escala de uno al diez, donde el uno es un dolor muy ligero y diez el dolor más terrible que jamás haya tenido (vea la gráfica). Esto le ayudará a establecer el mejor curso de tratamiento.

Medicamentos. Si el dolor es leve y no es más molesto que una jaqueca, es posible que lo único que se necesite sea un analgésico de los que se venden sin receta. Si el dolor es más intenso puede requerir un medicamento de prescripción más fuerte. Discuta esto con el médico.

Es común tomar narcóticos para aliviar el dolor del cáncer. Algunos de ellos son compuestos naturales derivados del opio, otros son medicamentos sintéticos que funcionan de manera similar. Los narcóticos incluyen:

- butorfanol
- codeína
- fentanyl
- hidrocodona
- hidromorfona

- levorfanol
- meperidina
- metadona
- morfina
- oxicodona
- oximorfona
- propoxifeno

Los narcóticos pueden producir efectos secundarios que incluyen estreñimiento, náusea y pensamientos confusos, pero muchas veces estos efectos son leves. Tomar un suavizante de heces ayudará a aliviar el estreñimiento. Si tiene problemas para tomar los medicamentos, hay algunos narcóticos que se pueden adquirir en forma de parches. El fármaco se absorbe entonces constantemente a través de la piel.

El tramadol es otro analgésico potente. Lo mismo que un narcótico, este medicamento de prescripción interfiere con la transmisión de las señales dolorosas. El tramadol también dispara la liberación de hormonas naturales del cuerpo que ayudan a reducir el dolor. Los efectos secundarios por lo general son leves y parecidos a los de un narcótico.

Radiación de campo amplio. La radiación de rayo externo se dispersa ampliamente en el cuerpo. Cerca de la mitad de los hombres que reciben este tratamiento dice que se siente mejor en dos días. El porcentaje se eleva a medida que la radiación constante continúa atacando al cáncer. La desventaja, sin embargo, es que el tratamiento puede ocasionar náusea y desánimo temporales.

Sea persistente

La clave para el adecuado alivio del dolor es encontrar el tratamiento efectivo, en colaboración con el médico. Si el primer método no funciona, intente otro. Siga buscando hasta que encuentre un tratamiento que controle el dolor hasta el punto que pueda descansar y esté cómodo.

Muchas personas consideran que el dolor es algo que tienen que soportar y que no se puede controlar. Eso no es cierto. Se dispone de tratamientos efectivos. El asunto es encontrar el correcto. Otras personas se preocupan porque se consideran "débiles" si no pueden manejar solos el dolor. Esto también es un concepto erróneo. El cáncer de próstata avanzado puede producir dolor intenso por la manera en que se disemina al hueso cercano, incluida la porción inferior de la columna vertebral. El dolor no es signo de debilidad.

Terapias complementarias

Algunas personas encuentran alivio al dolor con terapias que no implican el uso de medicamentos o radiación. Estas prácticas complementarias pueden utilizarse en lugar de los tratamientos convencionales para el dolor, pero se usan más comúnmente además de los fármacos o la radiación. Abarcan desde la distracción con buena música hasta el uso de la acupuntura. Las terapias complementarias se discuten en detalle en el capítulo 12.

Respuestas a sus preguntas

¿Es posible que la terapia hormonal controle el cáncer durante varios años?
Sí. Muchos cánceres se adaptan y aprenden a crecer sin la presencia de hormonas en un lapso de uno a tres años. Pero, para algunos hombres, la terapia hormonal puede controlar el avance del cáncer hasta por diez años.

La terapia hormonal, ¿puede afectar la voz o apariencia?
No. Deben permanecer iguales.

¿Qué hay de la terapia láser? ¿Se usa para el cáncer de próstata?
No. La terapia láser es un tratamiento efectivo para la hiperplasia prostática benigna (HPB), pero no es satisfactoria para el cáncer de próstata. No hay manera de saber si el láser destruyó todas las células cancerosas o sólo parte de ellas.

¿Debe preocupar la posibilidad de crear adicción a los analgésicos?
Muchos medicamentos para el dolor se pueden usar efectivamente durante muchos meses o años sin peligro de crear adicción. Si se padece cáncer —especialmente avanzado— aliviar el dolor, no la adicción, debe ser la principal preocupación.

Capítulo 9

Enfrentar las complicaciones

E l cáncer de próstata frecuentemente es un doble golpe. El primero es cuando sabe que tiene cáncer y el segundo es cuando se entera que el tratamiento del cáncer podría dejarlo impotente o incontinente. Esto último puede ser aún más difícil de aceptar que el cáncer mismo.

Por fortuna, estos efectos colaterales no siempre son permanentes. Pero aunque lo fueran, no tienen que ser necesariamente devastadores. Se cuenta con diferentes terapias para ayudar al paciente a manejar las complicaciones del tratamiento de la próstata, de modo tal que pueda llevar una vida productiva.

Aprender a controlar la incontinencia

La incontinencia después del tratamiento del cáncer de próstata es muy rara, se presenta en más o menos uno de diez hombres. Pero cuando sucede, puede ser frustrante, avergonzante y cambiar inevitablemente la vida. Es posible que deje de hacer ejercicio, de salir a pasear o incluso dejar de reírse por el temor de mojarse por accidente.

Igual que muchos hombres, es posible que sienta vergüenza de pedir ayuda. Sólo una de diez personas con incontinencia busca consejo médico. O, tal vez, piense que la incontinencia es el precio que tiene que pagar por tener cáncer y que simplemente tiene que aprender a vivir con el problema, lo cual no es cierto. La incontinencia con frecuencia se trata con éxito.

Identificar el problema

Una de las siguientes pruebas pueden ayudarle a diagnosticar el tipo de incontinencia que padece y cuál es la mejor forma de tratarla.

Cistograma. Se introduce medio de contraste en la uretra a través de un catéter. El colorante ayuda a visualizar las imágenes radiográficas de las vías urinarias inferiores e identificar cualquier anormalidad.

Cistometrograma. Un instrumento unido a un catéter mide la presión de la vejiga a medida que se llena con agua y se vacía.

Cistoscopía. Un tubo delgado con una luz y una lente se inserta en la uretra para que el médico pueda observar el funcionamiento de los músculos del esfínter.

Índice de flujo urinario. Mide la velocidad a la que la orina sale del pene.

Al orinar, se relaja un anillo muscular que se encuentra alrededor de la abertura en el fondo de la vejiga, llamado esfínter urinario. La vejiga se contrae y obliga a la orina a pasar por el esfínter relajado hacia la uretra. La capacidad funcional del esfínter depende de los músculos del piso pélvico.

Las diferentes formas de tratamiento para el cáncer de la próstata — cirugía, radiaciones o criocirugía — pueden lesionar los músculos del piso de la pelvis y los nervios que los controlan produciendo incontinencia. Con frecuencia, aunque no siempre, la lesión se resuelve en un lapso de semanas a meses a medida que los músculos retoman su fuerza y la capacidad de interrumpir el flujo urinario.

Tipos de incontinencia

La incontinencia urinaria generalmente se divide en cuatro categorías:

De tensión. Éste es el tipo más común. Se debe a un exceso en la actividad física que ejerce presión sobre la vejiga, como es el caso de levantar un objeto pesado, balancear un palo de golf, toser, estornudar o reírse. El músculo del esfínter debilitado es incapaz de mantener la orina dentro de la vejiga y gotea un poco.

De urgencia. La persona experimenta la necesidad inmediata de orinar y se moja antes de llegar al baño. Esto sucede cuando la vejiga es demasiado sensible a la distensión que ocurre a medida que se llena con orina. Se contrae prematuramente tratando de expulsar la orina.

Sobreflujo. A veces la vejiga no se contrae como debería de hacerlo, de modo tal que no puede vaciarse completamente al orinar. El tejido cicatrizal que se encuentra en la base de la vejiga o en la zona de estrechamiento de la uretra también puede interferir con el flujo urinario y la posibilidad de vaciar la vejiga (vea "¿Qué es estenosis uretral?"). El resultado es que la orina se acumula en la vejiga y agrega presión sobre los músculos vesicales. Es posible que el paciente experimente goteo frecuente y tarde mucho en orinar. Cuando termina de orinar, siente como si la vejiga todavía estuviera llena. En casos graves, resulta imposible orinar aun cuando se sienta la necesidad.

Mixta. Ésta es la combinación de dos tipos o más de incontinencia, como son la incontinencia por tensión y la que cursa con urgencia.

Tratamiento para la incontinencia

Tras la cirugía para el cáncer de próstata se necesitará utilizar un catéter durante varios días mientras se desinflaman los tejidos. Una

---

¿Qué es estenosis uretral?

La estenosis uretral es el proceso por el que se hace más angosta la uretra y ocurre en más o menos cinco a ocho por ciento de los personas sometidas a prostatectomía radical. Al extirpar la próstata, la porción superior de la uretra se une a la porción inferior de la vejiga. Esto ayuda a sostener el conducto urinario, normalmente rodeado por la próstata. A veces, se desarrolla tejido cicatrizal alrededor del área donde se unen la uretra y la vejiga, lo que provoca que la uretra se haga más angosta.

Por lo general, la primera línea de tratamiento es la distensión de la uretra mediante la dilatación con un instrumento delgado que se inserta en la uretra. Éste es el método más simple y seguro.

En ocasiones, la estenosis tiene que abrirse por procedimientos quirúrgicos dirigiendo una sonda pequeña y una herramienta cortante en la uretra. En algunas personas, estos procedimientos deben repetirse más de una vez debido a que se reduce de nuevo la luz de la uretra.

Si la estenosis es grave, el médico recomienda tratamiento con láser para vaporizar el tejido cicatrizal. La cirugía convencional para eliminar el tejido es rara y por lo general se recomienda sólo cuando otras medidas terapéuticas han fracasado.

vez que se retira el catéter, probablemente sea necesario utilizar ropa interior absorbente. Algunos productos son pesados y voluminosos, ya que están diseñados para utilizarse sólo en casa o durante la noche. Otros son ligeros, es decir, menos voluminosos y se pueden utilizar como ropa interior. También hay prendas de diverso grosor que se utilizan bajo la ropa normal.

Además de las prendas protectoras, el médico a veces sugiere algunas de las siguientes formas de tratamiento, según el tipo de incontinencia que padezca, la gravedad y las probabilidades de mejoría natural al paso del tiempo. La mayoría de los hombres observa una reducción notable en el escurrimiento urinario. Sin embargo, todavía hay algunas ocasiones, como cuando se realiza ejercicio vigoroso, en las que se requiere mayor seguridad con ropa interior absorbente.

Modificación de la conducta. Ésta incluye micción cronometrada; esto es, ir al baño de acuerdo con el reloj en lugar de esperar la urgencia para ir. Se puede comenzar a orinar más o menos cada hora y luego a un intervalo aceptable más prolongado. También será necesario evitar el consumo de alcohol y cafeína que hacen que se orine más. Es útil reducir la cantidad de líquido que se ingiere en la noche. En los casos de incontinencia por estrés, cruzar las piernas en algunos momentos, como cuando siente que va a estornudar, puede evitar que se salga la orina.

Ejercicios musculares del piso pélvico. Estos ejercicios, denominados de Kegel, consisten en contraer y relajar los músculos del piso pélvico para ayudar a mejorar la condición y tono muscular (vea "Fortalecimiento de los músculos del piso pélvico").

Es necesario ejercitar dos grupos de músculos: los que se contraen para evitar la evacuación intestinal o para detener la salida de gas, y los de la base del pene que se utilizan para la expulsión del semen o la eliminación de gotas finales de orina.

A medida que mejoran la fuerza y el tono muscular, el paciente logra mayor control sobre la vejiga. Los ejercicios de Kegel son más efectivos para la incontinencia leve a moderada y frecuentemente logran mejoría considerable en un lapso de 12 semanas.

Medicamentos. Los fármacos como hiosciamina, oxibutinina y tolterodina ayudan a controlar la incontinencia por urgencia mediante la relajación de los músculos abdominales y disminución de las contracciones vesicales. Por lo general, el medicamento se toma de dos a cuatro veces al día, dependiendo de qué tan bien se tolere.

Fortalecimiento de los músculos del piso pélvico

Por lo general, es mejor hacer los ejercicios de Kegel sólo una o dos veces al día. La realización con demasiada frecuencia hace que sus músculos se agoten y eso provoca mayor fuga de orina. Siga estos pasos:

1. Apriete los músculos que usa para detener la evacuación intestinal.
2. Al mismo tiempo, apriete los músculos de la base del pene (es posible que sienta que el pene se jala ligeramente hacia el cuerpo).
3. Mantenga ambos grupos de músculos lo más apretados que pueda y cuente hasta cinco.
4. Relaje los músculos y descanse un minuto.
5. Repita este ejercicio seis veces.

Cuando esté en condiciones de hacer los ejercicios fácilmente, aumente el número a 10 y disminuya el periodo de reposo entre las repeticiones a 10 segundos. Asimismo, intente realizar los ejercicios en diferentes posiciones: de pie, sentado y acostado. Algunos pacientes consideran de utilidad realizar los ejercicios sentados en el sanitario. También lo puede hacer al acostarse. Esto permite a los músculos descansar mientras duerme.

Si tiene problemas para hacer los ejercicios de Kegel, puede ayudarle un fisioterapeuta con el uso de biorretroalimentación o estimulación eléctrica. En la biorretroalimentación, los electrodos que registran las contracciones musculares se colocan en la piel cerca de los músculos pélvicos. Registran la fuerza de las contracciones y le permiten observar si está usando los músculos correctos. La estimulación eléctrica consiste en el uso de impulsos eléctricos leves para estimular a los músculos del piso pélvico para que se contraigan.

Los efectos colaterales pueden incluir boca seca, visión borrosa y estreñimiento.

El descongestionante pseudoefedrina, empleado con mucha frecuencia en medicamentos que se venden sin receta para la alergia y catarro común, se recomienda en ocasiones para incontinencia por tensión. Contrae ligeramente el esfínter urinario, reduciendo la salida involuntaria de orina durante los episodios de tensión. Sin embargo, la pseudoefedrina puede producir aumento de la frecuencia cardiaca en algunas personas. Aunque es factible obtener el medicamento sin receta, no se recomienda su consumo regular sin consultar antes al médico.

Catéteres. Si la vejiga no se contrae con suficiente fuerza como para expulsar la orina, será necesario sondearla uno mismo. El médico o la enfermera pueden enseñarle cómo insertar un tubo blando, suave y angosto (catéter) en el pene y dirigirlo hacia la vejiga. Este procedimiento se realiza cada cuatro a seis horas. Aunque parezca difícil y doloroso, después de un tiempo, la mayoría de los hombres pierde el temor al procedimiento y se sienten más confiados al realizarlo. Es posible portar el catéter o sonda y todo lo que se necesita en la intimidad del sanitario.

Otro tipo de sonda es el catéter condón el cual se utiliza sobre el pene. El condón contiene un tubo que drena la orina hacia una bolsa unida a la pierna. Estos instrumentos generalmente no se recomiendan porque causan infecciones.

Pinzas de pene. Este instrumento pinza la zona exterior del pene y cierra la uretra para evitar el goteo. No se recomiendan las pinzas porque pueden producir cicatriz o daño en el pene.

Cirugía. Si el paciente presenta problemas de salida involuntaria de orina durante por lo menos un año sin signos de mejoría con medicina o ejercicios, el médico puede recomendar cirugía. Se cuenta con varios procedimientos quirúrgicos:

Agentes que aumentan el volumen. El procedimiento menos invasivo incluye la inyección de una sustancia que aumenta el volumen en el revestimiento de la pared de la uretra en la base de la vejiga para reducir el goteo. El agente que aumenta el volumen más común es el colágeno, una proteína que se encuentra en condiciones naturales en el cuerpo. El colágeno que se utiliza en cirugía procede de vacas.

Durante este procedimiento, se inserta un tubo que contiene una luz y una lente (cistoscopio) en el pene y se dirige hasta el fondo de la vejiga. Una aguja que contiene la sustancia que aumenta el volumen se dirige a lo largo del tubo. Cuando la aguja alcanza la base de la vejiga, el médico inyecta la sustancia en el tejido uretral circundante, en donde aumenta de volumen el tejido y reduce la luz de la abertura de la vejiga.

Es necesaria la aplicación de tres o cuatro inyecciones antes de que se observe mejoría en el control vesical y debido a que el cuerpo absorbe el colágeno, probablemente será necesario repetir las inyecciones. El procedimiento ofrece control completo de la vejiga en 30 por ciento de los hombres y mejoría parcial en 50 por ciento de los hombres.

Si el paciente tiene incontinencia como resultado de radioterapia, es posible que no sea buen candidato para este procedimiento, debido a que el tejido cicatrizal causado por la radiación evita que el agente actúe de manera adecuada.

Esfínter artificial. El tratamiento más efectivo para la incontinencia grave a largo plazo es la implantación de un instrumento denominado esfínter artificial que funciona como el esfínter natural. El instrumento consiste en un manguito de silicón inflable que se coloca alrededor de la uretra o la base de la vejiga.

El manguito opera como el que se usa para tomar la presión sanguínea, sólo que es mucho más pequeño. En lugar de inflarlo con aire, se hace con una solución salina que se almacena en un reservorio delgado en la porción inferior del abdomen. Se infla el manguito activando una bomba implantada en el escroto. El manguito oprime e impide el flujo de orina. Para orinar, uno mismo desinfla el manguito permitiendo que la orina salga de la vejiga.

La mayoría de las personas permanece en el hospital uno o dos días después de la cirugía. No se puede utilizar el esfínter durante seis semanas hasta que la uretra y la vejiga urinaria hayan tenido tiempo de cicatrizar. Es posible dañar el esfínter, por ejemplo, al andar en bicicleta o montar a caballo, a menos que se utilice un asiento especial.

Un estudio prolongado muestra que los esfínteres artificiales tienen 95 por ciento de éxito en un periodo de nueve años.

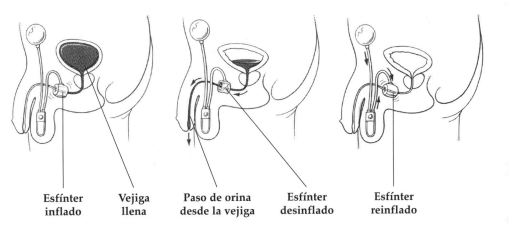

| Esfínter inflado | Vejiga llena | Paso de orina desde la vejiga | Esfínter desinflado | Esfínter reinflado |

El esfínter artificial utiliza un delicado manguito de silicón colocado alrededor de la uretra para tratar la incontinencia. Al inflarlo, el manguito oprime la uretra evitando que la orina se salga. Para orinar, se desinfla el manguito, permitiendo el paso de orina.

Estimulador eléctrico. Es un estimulador que se implanta en la columna vertebral y envía pequeños impulsos eléctricos a los nervios que controlan la vejiga urinaria. Estos impulsos ayudan a reducir las contracciones vesicales involuntarias que provocan incontinencia de urgencia.

Otros procedimientos. En ocasiones es necesario retirar los bloqueos de las vías urinarias con medios quirúrgicos, mejorar la posición del cuello vesical y agregar soporte a los músculos pélvicos debilitados.

Obtener ayuda contra la impotencia

La impotencia puede ser el resultado del cáncer o del tratamiento. A medida que crece el tumor canceroso, invade y daña los nervios unidos a la glándula prostática que controlan las erecciones. El tratamiento del cáncer como cirugía, radioterapia y criocirugía también puede dañar estos nervios. Aunque la hormonoterapia no lesiona nervios, casi elimina por completo la testosterona dejando al paciente sin deseos de realizar ninguna actividad sexual. Los nervios funcionan pero nada los estimula.

Hay tres formas de tratar la impotencia:

Medicación

La mayoría de los médicos utiliza como primera línea los siguientes fármacos.

Sildenafil. Para algunos hombres, el sildenafil, conocido popularmente como Viagra, produce resultados notables. Por desgracia, los estudios iniciales sugieren que el sildenafil no funciona tan bien para la impotencia debida a daño nervioso, como sucede en otras causas de impotencia.

A diferencia de la mayor parte de otros tratamientos para impotencia, el sildenafil produce una erección natural, no una artificial. El paciente seguirá necesitando estimulación sexual o psicológica para conseguir la erección. El fármaco ayuda a responder a la estimulación relajando las células de musculatura lisa, lo que por su parte aumenta el flujo sanguíneo y facilita que se logre y mantenga la erección.

Se puede tomar la tableta azul en forma de diamante más o menos una hora antes del coito. El fármaco es efectivo por un plazo de cuatro horas y no se debe de utilizar más de una vez al día.

Muchos hombres pueden mantener la erección incluso después de múltiples orgasmos.

No es conveniente tomar sildenafil junto con nitratos, como nitroglicerina. Al tomarlos juntos esta mezcla de medicinas puede reducir de manera sustancial la presión sanguínea y producir un ataque cardiaco fatal. Sildenafil causa otros efectos colaterales. El más común es el rubor facial que por lo general no dura más de cinco a 10 minutos. También se puede tener cefalea leve temporal o malestar estomacal. Las altas dosis suelen producir problemas visuales a corto plazo: ligero tinte azulado en los objetos, visión borrosa y aumento de la sensibilidad a luz. Estos efectos se resuelven pocas horas después de tomar el fármaco.

Alprostadil. Este medicamento es una versión sintética de la hormona prostaglandina E. Al igual que el sildenafil, ayuda a relajar la musculatura lisa del pene lo cual favorece el flujo sanguíneo y provoca así, la erección. En ocasiones alprostadil se combina con otros medicamentos vasodilatadores para mejorar sus efectos. En lugar de tomar una pastilla, alprostadil se libera de dos maneras:

Tratamiento intrauretral de autoadministración. Mediante un aplicador desechable, se inserta un delicado supositorio, más o menos del tamaño de la mitad de un grano de arroz, en la punta del pene.

El supositorio colocado cinco centímetros dentro de la uretra se absorbe por el tejido eréctil del pene aumentando el flujo sanguíneo que causa la erección. Se coloca un anillo de plástico alrededor de la base del pene antes de que se inserte el supositorio lo cual ayuda a atrapar la sangre y mantener la erección.

Los efectos colaterales incluyen dolor, mareo y formación de tejido fibroso y duro. Después de una dosis de prueba en el

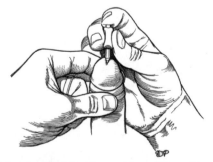

El tratamiento intrauretral de autoadministración consiste en la inserción de un pequeño supositorio en la punta del pene para ayudar a relajar la musculatura lisa y aumentar su influjo sanguíneo.

consultorio médico, el paciente aprende a hacer el procedimiento por sí mismo.

Autoinyección. Se utiliza una aguja delgada para inyectar alprostadil a los lados del pene. El medicamento necesita ir a una de las dos estructuras cilíndricas en forma de esponja que corren a lo largo del pene a cada lado. Alprostadil aumenta el flujo sanguíneo en las estructuras, produciendo erección.

Por lo general, se requieren de cinco a 20 minutos para que el fármaco funcione y la erección dura más o menos una hora. En virtud de que la aguja es tan delgada, como las agujas que se utilizan en diabetes y alergias, el dolor de la inyección por lo general es menor.

Es necesario ser cuidadoso para insertar la aguja a lo largo del lado del pene y no arriba o abajo. Arriba hay arterias, venas y nervios, y abajo está la uretra. Si se toca cualesquiera de estas áreas no se consigue la erección y será necesario esperar por lo menos 24 horas antes de poder utilizar de nuevo la medicación. Si esto sucede más de una ocasión, es conveniente consultar al médico para recibir mayor instrucción.

Los efectos colaterales incluyen hemorragia ligera por la inyección y, en raras ocasiones, erección prolongada y dolorosa (priapismo). Para reducir el riesgo de erección prolongada, es importante probar el medicamento para determinar la dosis adecuada. Si continúa la erección por más de cuatro horas la sangre atrapada en el interior del pene se hace densa debido a la falta de oxígeno. Esto puede dañar el tejido del pene. Si el paciente experimenta una erección prolongada, lo procedente es colocar sobre el pene un paquete de hielo cubierto con una toalla para detener la erección. Los descongestionantes que se expenden sin receta constriñen los vasos sanguíneos y eso puede aliviar el cuadro.

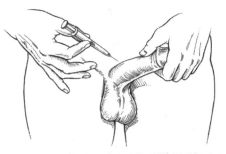

La terapia de autoinyección incluye la administración de medicamentos directamente en un área específica del pene para aumentar el flujo sanguíneo y lograr la erección.

Si estos métodos no ayudan y la erección persiste por un plazo superior a cuatro horas, consulte al médico o acuda a un servicio de urgencias. En la siguiente ocasión, será necesario disminuir la cantidad de medicamentos para reducir la duración de la erección.

Otros efectos colaterales, también raros, incluyen una zona protuberante (fibrosis) en el sitio de inyección del fármaco. Por lo general, desaparece cuando se interrumpen las inyecciones. Una forma de evitar la fibrosis es variar el sitio de inyección y limitar las inyecciones a dos o tres veces por semana. La piel puede tornarse morada si se pincha accidentalmente un pequeño vaso sanguíneo con la aguja. Para reducir el riesgo de aparición de moretón, se debe hacer presión en el sitio inyectado durante tres a cinco minutos después del piquete.

Instrumentos de vacío

Este método utiliza la presión de vacío para llevar sangre al pene. Se coloca un tubo de plástico sobre el pene. Con una bomba de mano se saca el aire del tubo de plástico. Al hacerlo, la sangre entra al tejido del pene produciendo una erección firme. Entonces se retira el anillo elástico montado en la base del tubo de plástico jalándolo a la base del pene. El anillo atrapa la sangre dentro del pene permitiendo la erección una vez que se retira el tubo. Se debe retirar el anillo en 30 minutos para restablecer el flujo sanguíneo normal del pene. Si no se hace así, es posible dañar el tejido del pene.

Algunos hombres consideran que este anillo elástico es incómodo y creen que se ve poco natural. Además, el pene se siente frío porque no hay circulación sanguínea. Sin embargo, la bomba de vacío funciona en más de 90 por ciento de los casos y no requiere administración de medicamentos ni cirugía.

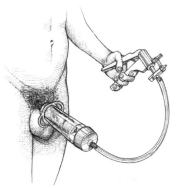

Un instrumento de vacío consiste en una bomba de mano para llevar sangre y crear una erección. Un anillo elástico colocado en la base del pene lo mantiene erecto.

Implantes de pene

Si los tratamientos previos no funcionan adecuadamente queda la opción del implante quirúrgico. Hay cuatro tipos:

Bastón flexible o semirrígido. Es el implante más fácil de utilizar y el que tiene menos probabilidad de fallas de funcionamiento. Son dos tubos duros pero flexibles, hechos de alambre y cubiertos de silicón o poliuretano que se colocan en el interior del pene. Provocan una erección permanente. Se flexiona el pene hacia abajo para esconder la erección y se distiende hacia arriba para tener relaciones sexuales.

Aunque se vea poco natural y resulte difícil acostumbrarse a él, este implante requiere menor tiempo quirúrgico que otros de su tipo. No tiene partes mecánicas que puedan romperse y tiene un alto índice de éxito.

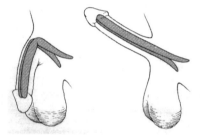

Con un implante semirrígido, el pene siempre está erecto. Para ocultar la erección, se doblan los tubos implantados.

Implante inflable con bomba. Este implante funciona de manera más natural que los tubos semirrígidos. En lugar de tener una erección permanente se produce sólo cuando el portador lo desea.

Son dos cilindros huecos que se colocan en el pene. Éstos se conectan a una pequeña bomba en el escroto y a un reservorio ya sea en el escroto o en la porción inferior del abdomen. Al activar la bomba, el líquido del reservorio llena los cilindros y produce la erección.

Esto proporciona la erección más natural de todos los implantes. Asimismo, es el único implante que logra el tamaño de la erección natural. Además, el instrumento se disimula fácilmente y es muy efectivo, pero tiene un riesgo mayor que otros implantes de sufrir alguna falla mecánica.

Implante inflable sin bomba. Es un instrumento que se coloca cerca de la cabeza del pene para controlar el flujo del líquido en el interior de los cilindros. Para provocar la erección se presiona la cabeza del pene,

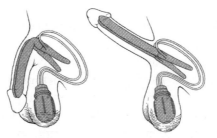

Los implantes inflables incluyen una pequeña bomba y un reservorio. Para lograr la erección, se presiona la bomba, lo que hace que el líquido del reservorio llene los cilindros inflables del pene y se produzca una erección.

esto libera líquido a los cilindros. Para regresar el líquido a su lugar y hacer que el pene regrese a su posición original de reposo se flexiona el implante y se presiona una válvula de liberación.

Bloques interconectables. Este método es similar a los implantes semirrígidos, con la excepción de que el paciente se hace implantar una serie de pequeños bloques conectados por un cable de acero. El pene no se pone erecto hasta que se unen los bloques. Es de uso simple y fácil de disimular y se puede conseguir la erección cuando se desea.

Enfrentar trastornos intestinales

Cerca de 10 a 20 por ciento de los hombres que reciben radioterapia por cáncer de próstata experimenta problemas gastrointestinales. Éstos pueden incluir sangre en las heces, estreñimiento, dolor tipo cólico, secreción rectal, diarrea o la sensación de tener que ir al sanitario inmediatamente.

Aunque la radioterapia de haz externo es precisa para atacar el cáncer, con frecuencia es imposible proteger la porción inferior de los intestinos o el recto de la radiación debido a su proximidad. La cirugía también puede causar lesión rectal. Sin embargo, esto es raro, sucede en menos del uno por ciento de las ocasiones. Si hay lesión, por lo general, se repara durante la cirugía sin daño permanente.

Los trastornos intestinales pueden continuar durante varios meses después del tratamiento. La mayoría de las personas mejoran solas.

Sangre en las heces
La radioterapia puede lesionar el revestimiento del recto. Como resultado puede aparecer crecimiento anormal de pequeños vasos

sanguíneos cerca de la superficie que sangran con facilidad. En ocasiones la hemorragia persiste durante años.

El tratamiento depende de la intensidad de la hemorragia. Con frecuencia, el primer paso es vigilar la hemorragia y observar si se está perdiendo sólo una pequeña cantidad de sangre. Si la hemorragia es de moderada a profusa, el médico prescribe reblandecedores de las heces o enemas recetados para reducir la presión sobre el revestimiento rectal a medida que transitan las heces. Para los casos graves, el tratamiento con láser con frecuencia destruye los vasos que causan la hemorragia.

Diarrea

La diarrea aparece después de la radiación o la medicación. Por lo general, los efectos son temporales. Los medicamentos antidiarreicos que se expenden sin receta ayudan a reducir los síntomas.

Para evitar la deshidratación durante los episodios de diarrea es conveniente beber por lo menos ocho vasos de líquidos claros al día, incluidos agua o sodas claras. Es conveniente evitar productos lácteos, cafeína y alimentos grasos o muy sazonados que prolongan la diarrea. Los signos de deshidratación incluyen sed excesiva, boca seca, debilidad, orina obscura y poca o ninguna salida de orina.

Estreñimiento

Los medicamentos y las radiaciones pueden reducir la actividad normal de los intestinos. Cuando esto sucede, la materia fecal se compacta y se hace dura, lo cual produce cólico y estreñimiento. En algunos casos, se alivia el estreñimiento siguiendo un horario regular de alimentación, que incluya alimentos ricos en fibra como cereales y pan de grano entero, vegetales y frutas frescos. Se agregan a la dieta de manera gradual para evitar las posibles molestias causadas por gas. El ejercicio diario y la ingestión abundante de líquidos también ayuda a reducir el estreñimiento.

Es posible que se requieran suplementos naturales de fibra que deben provocar efecto en un plazo de uno a tres días. Los suplementos de fibra por lo general son seguros, pero son tan absorbentes que hay que asegurarse de ingerir mucho líquido. De otra manera, se produce estreñimiento, es decir lo opuesto a lo que se quiere resolver.

Si estas medidas no ayudan, pregunte a su médico sobre el uso de un reblandecedor de heces o un laxante. Hay varios tipos:

Reblandecedores de heces. Éstos son los productos más benignos. Se expenden sin receta y tienen diversos nombres comerciales. No debe tomarse aceite mineral como reblandecedor de heces porque puede bloquear la absorción de vitaminas clave.

Laxantes salinos. Éstos incluyen al producto que se expende sin receta llamado leche de magnesia que funciona aumentando el contenido de agua en el excremento.

Laxantes estimulantes. Éstos son los más potentes y se toman cuando otras medidas no logran inducir el tránsito intestinal. Hay diversos productos comerciales de venta sin receta.

Respuestas a sus preguntas

¿Cuánto tiempo debo esperar utilizando ropa interior absorbente después del tratamiento?
El tiempo varía. De uno a cuatro meses es lo común.

¿Cuál es la diferencia entre impotencia y disfunción eréctil?
Los términos con frecuencia se utilizan de manera intercambiable, pero no son exactamente lo mismo. La impotencia significa que el pene no puede ponerse firme (erecto) o permanecer firme durante el tiempo necesario para tener relaciones sexuales. La disfunción eréctil incluye impotencia, además de otras anormalidades como erección prolongada o curvatura anormal del pene.

¿Si tengo buenas erecciones antes del tratamiento, eso aumentará las posibilidades de tener erección normal posteriormente?
Sí. Mientras más joven y saludable es el hombre y si experimenta erecciones firmes, es más probable que siga teniendo erecciones normales después del tratamiento que los hombres más viejos o el hombre que ya tenga problemas de erección.

¿Los tratamientos de incontinencia e impotencia los cubre el seguro de gastos médicos?
La mayor parte de ellos sí. Sin embargo, *Medicare* (servicio médico de Estados Unidos) puede no pagar el costo total, especialmente los medicamentos. Usted tendrá que pagar una proporción del costo.

Capítulo 10

Regresar a la vida normal

No hay duda de que el cáncer de próstata puede cambiar la vida. Todos los días, puede dominar los pensamientos y las acciones, cambiar la rutina diaria, modificar las emociones y alterar las relaciones.

Pero no necesariamente tiene que ser así. Hoy día se cuenta con atención de profesionales en la salud y personas que han vivido la misma experiencia. De esta forma, se puede aprender a enfrentar el cáncer y reducir sus efectos. La vida sigue a pesar del cáncer de próstata y puede ser placentera.

Prepararse para las visitas de seguimiento

Las visitas de seguimiento son algo que muchas personas con cáncer temen. Durante varios días antes de cada visita comienzan a preocuparse, a tener temor de que el médico encuentre algo terriblemente malo y una vez que llegan al consultorio del médico lo que observan, oyen y huelen les trae recuerdos que preferirían olvidar.

Esto es natural. Pero lo mejor es que se balanceen estas asociaciones negativas con cosas positivas. Recordar que el tratamiento médico que se recibió y se sigue recibiendo es bueno, ayuda a mantenerse vivo. Hacer muchas preguntas en las consultas como: ¿con qué frecuencia se tendrán que hacer las revisiones y qué pruebas se deben realizar? también es útil para hacer que las consultas siguientes no lo pongan nervioso.

Al inicio, será necesario consultar al médico cada tres o cuatro meses. Posteriormente, las visitas se espaciarán a una o dos veces al año. Además del examen físico, cada revisión incluye rayos X y antígeno prostático específico (APE) para tener la seguridad de que el cáncer no ha regresado o no ha avanzado. El médico puede examinar periódicamente para detectar otras formas de cáncer, como el de colon. Con la detección temprana, muchos otros tipos de cáncer también se pueden curar o, por lo menos, controlar.

Preguntas para el médico

Si tiene preguntas sobre lo que puede esperarse después del tratamiento del cáncer de próstata, aunque parezcan "tontas" o "simples", coméntelas con el médico. A continuación se presentan 10 preguntas básicas para comenzar:

1. ¿Con qué frecuencia necesitaré una revisión?
2. ¿En qué consisten las revisiones? ¿Siempre serán iguales?
3. ¿Cuáles son algunos signos que indiquen que el cáncer ha regresado o avanzado?
4. ¿Cuál es la probabilidad de que ocurran estos signos o síntomas?
5. ¿Qué cambios podría observar que sean signos normales, no de peligro?
6. ¿Debo cambiar mi dieta?
7. ¿Debo alterar mi rutina diaria?
8. Si experimento dolor, ¿qué debo hacer?
9. ¿Cuál es la mejor forma de comunicarme con usted si tengo preguntas o preocupaciones?
10. ¿Hay alguien con quien pueda hablar si usted no está?

Modificado de "Mirando hacia adelante: una guía para sobrevivientes de cáncer", Instituto Nacional de Cáncer, Institutos Nacionales de Salud, EUA, 1992.

Superar el desgaste emocional por el cáncer

No hay forma "correcta" de actuar o sentir cuando se tiene cáncer. El padecimiento produce una gama de emociones que varían, dependiendo de cada individuo. Por lo anterior, es importante reconocer y aceptar las acciones y emociones para, encontrar las maneras más saludables de enfrentarlas.

Lo que puede esperar

Los siguientes son algunos de los sentimientos comunes que acompañan al cáncer de próstata:

Incredulidad. Cuando el paciente sabe que tiene cáncer de próstata una fuerte impresión es uno de los primeros sentimientos que experimenta. Está aturdido. No puede creer que esto esté sucediendo. Durante semanas siente que "anda en las nubes" y no es capaz de concentrarse ni de tomar decisiones.

Temor. Posteriormente viene un temor que consume y acompaña a la angustia aguda. Todo lo que piensa está relacionado con el cáncer. Comienza a imaginarse las cosas más terribles que el cáncer puede hacerle. Que puede matarlo. Puede obligarlo a vivir el resto de su vida con un dolor agónico. Destruirle la dignidad y capacidad de hacerse cargo de sí mismo, y que puede alejarlo de las cosas que le gusta hacer.

Enojo. Una vez que establece contacto con la realidad y se da cuenta que tiene cáncer, se llena de ira contra la fatalidad. Incluso puede manifestar su enojo contra las personas que intentan ayudarlo: la familia, el médico y el consejero, porque son las personas que están cerca. El enojo es comprensible, pero no debe permitir que avance mucho porque puede alterar su manera de enfrentar la vida y el cáncer mismo.

Angustia. Si experimenta efectos colaterales por el tratamiento como impotencia o incontinencia, es conveniente hablar de ellos así como del cáncer, aunque sea embarazoso.

La impotencia o la incontinencia también pueden minar la confianza en sí mismo. Es posible que comience a alejarse del ámbito social y de los negocios por temor a avergonzarse. Esto puede ser difícil de superar si siempre ha sido una persona con confianza en sí misma.

Vacío. Si le extirparon la próstata con cirugía, el vacío que el paciente experimenta a veces es marcado, en especial si la cirugía causó impotencia. En ocasiones experimenta pérdida de masculinidad. Puede sentir que es menos hombre, exactamente como algunas mujeres se sienten menos femeninas después de la histerectomía o extirpación mamaria.

El tratamiento del cáncer de próstata puede reducir o eliminar la producción de hormonas masculinas, principalmente testosterona. Esto afecta la manera de responder a los acontecimientos cotidianos. Suele ser difícil enfrentar situaciones que antes le emocionaban, como un nuevo proyecto de trabajo o salir a pasear con amigos cercanos. Esto puede representar un problema para él y la familia, ya que todos se preocupan porque ha perdido el interés por la vida.

Depresión. La depresión es común entre las personas con cáncer. A veces se sienten muy tristes y desanimados sobre lo que les ha sucedido. En ocasiones son pesimistas sobre el futuro. Estos sentimientos pueden durar poco tiempo, aparecer y desaparecer o prolongarse durante semanas o meses.

La depresión que persiste puede interferir con la capacidad de los pacientes para conducirse ante la vida. Se precipita como una espiral que desciende y puede hacerles sentirse más y más miserables. Debido a la depresión no realizan ningún esfuerzo para enfrentarse a los problemas cotidianos y, cuando éstos empeoran, la depresión también.

Una persona con depresión presenta algunos, la mayor parte o todos los siguientes síntomas:

- Tristeza prolongada
- Pérdida de interés o placer en la mayor parte de las actividades
- Negligencia sobre las responsabilidades y arreglo personal
- Irritabilidad y cambios de humor
- Cambio en el apetito y pérdida o aumento de peso
- Alteración de patrones de sueño y vigilia
- Sentimientos de inquietud
- Sentimientos de desesperanza o de desamparo
- Extrema fatiga, pérdida de energía o movimientos más lentos
- Visión continua negativa del mundo y de las demás personas
- Sentimientos de falta de valor y sentimientos inapropiados de culpa
- Disminución de la concentración, atención y memoria
- Aumento del enfoque en las alteraciones físicas
- Pensamientos de muerte o suicidio

La depresión debe tratarse. Con tratamiento, que generalmente consiste en antidepresivos, más de 80 por ciento de las personas muestra mejoría en los síntomas al paso de algunas semanas. Sin embargo, muchas personas no reciben tratamiento porque no se dan cuenta de la condición o no consideran que la depresión es un problema grave. En lugar de eso, piensan que pueden manejar solos la situación.

Lo que puede hacer

Tal vez no pueda liberarse de estos sentimientos, pero puede encontrar maneras positivas de manejarlos y no permitir que dominen la vida. Las siguientes estrategias ayudan a enfrentarse con algunas de las dificultades del cáncer:

Prepárese. Pregunte al médico todo lo que desee saber y lea sobre cáncer de próstata y los efectos colaterales potenciales. Mientras menos sorpresas encuentre, con mayor rapidez se va a adaptar.

Mantenga una rutina lo más normal que pueda. No permita que el cáncer o los efectos colaterales del tratamiento dominen las actividades cotidianas. Trate de seguir la rutina y el estilo de vida que tenía antes de saber que padecía cáncer. Regrese al trabajo, haga un viaje, goce la relación con hijos o nietos. Se necesitan realizar actividades que den una sensación de propósito, satisfacción y significado a la vida. Es vital darse cuenta que para iniciar tiene algunas limitaciones. Inicie lentamente, y gradualmente aumente su nivel de resistencia.

No se sumerja en sentimientos de tristeza. Busque diversiones y planee por lo menos una actividad diaria que pueda disfrutar. Esto incluye tener un pasatiempo, jugar golf o ir al cine. Hacerlo en ocasiones es de gran alegría y es muy recomendable.

Haga mucho ejercicio. El ejercicio ayuda a combatir la depresión y es una buena forma de aliviar la tensión y la agresividad.

Busque maneras de compensar. Si tiene problemas de incontinencia, siéntese atrás en el cine o en la sala de juntas en lugar de adelante de modo tal que si necesita ir al baño, puede hacerlo sin llamar la atención. Siéntese en el avión o el tren en un lugar de pasillo. Utilice ropa absorbente o pañales para adulto si no está seguro de estar cerca del baño. Evite productos con cafeína que aumentan la producción de orina.

Cuénteselo a un amigo, un miembro de la familia o un consejero. El cáncer es una carga demasiado pesada para llevarla solo. En ocasiones es útil hablar con alguien sobre los sentimientos más profundos y los temores, recuerde que la mente y el cuerpo no están separados. Mientras mejor se sienta emocionalmente, mejor se va a sentir físicamente para enfrentar la enfermedad.

Busque contacto sexual. La reacción natural a la impotencia puede ser evitar todo contacto sexual. No caiga en este engaño. Tocar, abrazar o brindar caricias también puede ser muy importante para el paciente y la pareja. De hecho, entre más cercanía se consiga, se alcanzará mayor intimidad sexual y será más gratificante de lo que solía ser antes. Hay muchas formas de expresar su sexualidad.

Espiritualidad y curación

La paz espiritual puede ser una fuerza de curación poderosa. La espiritualidad a veces se confunde con religión. Pero la espiritualidad no está tan relacionada con una creencia específica o una forma de culto como con ver el espíritu o el alma. La espiritualidad se refiere a significado, valores y propósitos en la vida.

La religión puede ser una de las formas de expresar la espiritualidad, pero no es la única. Para algunas personas, la espiritualidad es sentirse a tono con la naturaleza y el universo. Para otros, la espiritualidad se expresa a través de la música, meditación o arte.

Numerosos estudios han intentado medir el efecto de la espiritualidad en la enfermedad y la recuperación. Al revisar muchos de estos estudios, los investigadores de la Escuela de Medicina de la Universidad de Georgetown encontraron que por lo menos 80 por ciento de los estudios sugiere que las creencias espirituales tienen un efecto benéfico en la salud. Los investigadores concluyeron que las personas que se consideran espirituales gozan de mejor salud, viven más tiempo, se recuperan de las enfermedades más rápido y con menos complicaciones, sufren menos de depresión y adicción química, tienen presión sanguínea más baja y enfrentan mejor las enfermedades graves, incluido el cáncer.

Nadie sabe exactamente cómo afecta la espiritualidad a la salud. Algunos expertos atribuyen el efecto de curación a la esperanza, que se sabe que es benéfica para el sistema inmunológico. Otros vinculan los actos y creencias espirituales a la meditación, que disminuye la tensión muscular y puede reducir la frecuencia cardiaca. Otros más la relacionan con aspectos sociales que la espiritualidad a menudo proporciona.

Hay un punto importante que debe recordarse: aunque la espiritualidad se asocie con alivio y mejor salud, no es una curación. La espiritualidad puede ayudarle a vivir más plenamente a pesar de los síntomas, pero ningún estudio ha encontrado que realmente cure problemas de salud. Es mejor observar la espiritualidad como una útil fuerza de curación, como un suplemento, no como un sustituto, de la atención médica tradicional.

Busque el lado positivo. En el cáncer no todo es negativo, hay algo bueno. La confrontación con el cáncer puede conducir al crecimiento emocional y espiritual, para identificar lo que realmente importa, resolver disputas y pasar más tiempo con las personas que son importantes para el paciente.

Recuperar la fuerza

La fatiga es un efecto colateral común del cáncer y el tratamiento de la próstata. Puede ser un obstáculo constante cuando se está acostumbrado a llevar un horario normal y mantener una buena calidad de vida. La fatiga resulta de diversas razones:

- Estrés y depresión relacionadas con el diagnóstico
- Dificultad para dormir
- Cirugía o radioterapia
- Anormalidades metabólicas relacionadas con el cáncer o su tratamiento
- Reducción de la cuenta de glóbulos rojos (anemia) por el cáncer o su tratamiento

Autocuidados para la fatiga

Para ayudar a reducir la fatiga siga los siguientes pasos:

Comuníqueselo a un médico. No esconda la fatiga ni intente ignorarla. Puede haber una causa física, como anemia, que tiene que tratarse.

Repose. No pelee contra la fatiga. Si necesita algunas siestas durante el día, tómelas.

Establezca metas razonables. Impóngase una meta por día y no trate de rebasarla. No se siente con los brazos cruzados sin hacer nada, la inactividad también produce fatiga.

Aprenda a delegar. Pida a los demás que realicen tareas que usted tradicionalmente realizaba como cortar el pasto o barrer la calle.

Practique técnicas de relajación. Luchar contra emociones fuertes, como la angustia y el temor, puede contribuir a la fatiga. Consulte con un médico, una enfermera o algún especialista sobre las técnicas de reducción de estrés, y cuáles funcionan mejor (vea "Formas simples de relajación" en la siguiente página).

Trate de tener una buena noche de sueño. Aquí hay algunas sugerencias que le pueden ayudar a dormir mejor:

• Desarrolle el hábito de acostarse y levantarse a la misma hora. Esto ayuda a programar su cuerpo para seguir un ciclo de sueño establecido.

Formas simples de relajación

La relajación ayuda a aliviar el estrés que le dificulta concentrarse, dormir o recuperarse. Hay muchas formas de relajarse. A continuación puede observar algunas técnicas que puede probar:

Respiración profunda. La respiración profunda con el diafragma es más relajante que la del tórax. Asimismo, favorece más el intercambio de oxígeno y bióxido de carbono, dándole más energía. Para practicar la respiración profunda:

1. Siéntese cómodamente con los pies bien apoyados en el piso.
2. Aflójese la ropa ceñida en el abdomen.
3. Coloque las manos en su regazo o a los lados.
4. Cierre los ojos si eso le ayuda a relajarse.
5. Inspire lentamente a través de la nariz mientras cuenta hasta cuatro. Deje que se distienda el abdomen al entrar el aire.
6. Tome una pausa de un segundo y luego exhale a velocidad normal a través de la boca.
7. Repita el procedimiento hasta que se sienta más relajado.

Relajación muscular progresiva. Esta técnica incluye la relajación de distintos grupos de músculos uno por vez. Primero, aumenta el nivel de tensión en un grupo de músculos, como la pierna o el brazo, apretando los músculos y luego relajándolos lentamente. Concéntrese en dejar que se aleje la tensión de cada músculo. Luego, pase a otro grupo de músculos.

Repetición de palabras. Elija una palabra o frase significativa para relajarse y repítala constantemente. Mientras repite la palabra o la frase, trate de respirar profunda y lentamente al tiempo que piensa en algo que le de sensación placentera de calidez y modorra.

Imágenes guiadas. Acuéstese tranquilamente e imagínese en un lugar agradable y lleno de paz. Disfrute el sitio con todos los sentidos como si realmente estuviera ahí. Por ejemplo, imagínese recostado en la playa. Visualice el maravilloso cielo azul, huela el agua salada, escuche las olas y sienta la brisa tibia en la piel. Los mensajes que envía al cerebro le ayudan a calmarse y relajarse.

- Desarrolle una rutina nocturna antes de irse a la cama. Tal vez leer un libro, tomar un baño de agua caliente o relajarse frente a la televisión. Esto envía mensajes a su cuerpo de que ya casi es tiempo de dormir.
- Evite alimentos y bebidas que puedan alterar su sueño. Todo lo que contenga cafeína como café o chocolate puede hacer más difícil dormir. Las bebidas alcohólicas le ayudan a dormir, pero alteran los patrones de sueño y le alejan del sueño profundo que requiere.
- Trate de tomarse por lo menos 30 minutos de actividad física diariamente, de preferencia cinco a seis horas antes de acostarse, y manténgase activo durante el día; esto ayuda a dormir mejor en la noche.
- Durante la noche cierre su puerta o ponga un ruido tenue de fondo, como un ventilador, para apagar el ruido ambiental. Mantenga la temperatura de la recámara cómoda y tome pocos líquidos antes de ir a la cama de modo que no se tenga que levantar a orinar.

Comer mejor para sentirse mejor

Una dieta nutritiva brinda la energía necesaria para que el cuerpo tenga fuerza y funcione de la mejor manera. Una dieta nutritiva es especialmente importante si tiene cáncer. Si no come suficiente o los alimentos adecuados, el cuerpo recurre a los nutrientes almacenados. Esto debilita las defensas naturales en contra de las infecciones, una amenaza mayor para las personas con cáncer. Además, mientras mejor coma, tendrá más capacidad de manejar dosis más altas de tratamiento, como radioterapia, lo cual mejorará las probabilidades para combatir el cáncer.

Cuando un paciente tiene cáncer, lo que debe comer y con qué frecuencia debe hacerlo es diferente de cuando estaba sano. Normalmente las recomendaciones nutricionales destacan que hay que comer muchas frutas, vegetales y granos y reducir la grasa, azúcar y sal. Para las personas con cáncer, sin embargo, la nutrición adecuada incluye comer más alimentos ricos en calorías para favorecer la fuerza y la energía y consumir más alimentos ricos en proteínas. La proteína ayuda a reparar los tejidos corporales.

Aumento de calorías y proteínas

Para agregar más calorías y proteínas a la dieta:

Consuma productos lácteos. La leche, la crema, el queso y los huevos cocidos son buenas fuentes de calorías y proteínas.

Coma mucha crema de cacahuate. Sobre un pan tostado o en rebanadas de manzana o plátano, con galletas o apio. La crema de cacahuate es rica en calorías y proteínas.

Coma carne frita o empanizada. La carne, el pollo y el pescado preparados de esta manera contienen más calorías y la carne también es una fuente de proteínas.

Agregue productos ricos en calorías. En un plato de cereal caliente ponga azúcar morena, miel o crema. Agregue helado o crema batida al pastel, gelatina o budín. Ponga azúcar o crema en la fruta.

Consuma bebidas ricas en calorías. Una buena elección es la leche, el jugo de fruta, la limonada, bebidas con sabor de frutas, malteadas, bebidas carbonatadas, cocoa y ponche de huevo. El agua, el café negro y el té no tienen calorías.

Bebidas nutricionales. Estos productos, disponibles en líquido o polvo, se venden con diferentes nombres comerciales. Son bebidas ricas en calorías, proteínas y contienen vitaminas y minerales adicionales.

¿Qué hay sobre las tabletas nutricionales?

¿Debo tomar alguna tableta de vitaminas, minerales o de herbolaria? ¿Ayudan a combatir el cáncer? La respuesta para ambas preguntas generalmente es no.

Las personas que comen bien durante el tratamiento del cáncer pueden enfrentar mejor la enfermedad y los efectos colaterales del tratamiento. Sin embargo, no hay evidencia suficiente que apoye que un suplemento vitamínico, de minerales o herbolario pueda curar el cáncer o ayudarlo con el tratamiento.

El *National Cancer Institute* de Estados Unidos recomienda que obtenga sus vitaminas, minerales y otros nutrientes de alimentos o bebidas, no de suplementos individuales. El exceso de algunas vitaminas o minerales puede ser tan dañino como su carencia. Las altas dosis de algunas vitaminas, minerales y productos de herbolaria pueden incluso interferir con el tratamiento de cáncer y evitar que actúe como debiera hacerlo. No tome suplementos sin consultar primero con el médico o un nutriólogo calificado.

Las bebidas nutricionales se pueden utilizar como sustitutos de carne si no desea consumir ésta. Asimismo, puede beberlas entre comidas para mejorar la dieta y agregar calorías, proteínas y otros nutrientes. Debido a que las bebidas no necesitan refrigeración, puede llevarlas a cualquier parte cuando sienta hambre o sed. También pueden enfriarse.

Algunas personas consideran que los productos nutricionales son difíciles de beber porque no les apetece el sabor o la textura. Si así lo considera, intente esta simple receta y vea si mejora la situación: combine una lata de bebida líquida con una pieza de fruta y un poco de helado. Licúe la mezcla y sírvala con hielo.

Si no está seguro sobre el beneficio de las bebidas nutricionales sobre su caso particular, consulte a un médico o a un nutriólogo.

Estimulación del apetito

La pérdida del apetito es común cuando se está enfermo o cuando se recupera de una enfermedad. Las náuseas, el vómito, la depresión y la fatiga que con frecuencia acompañan al tratamiento de cáncer pueden provocar inapetencia. Para mejorar la dieta y estimular el apetito:

Coma cada vez que sienta hambre. Tal vez acostumbraba a comer tres veces al día. Pero es importante saber que cuando se combate al cáncer la persona no debe limitarse a un horario restrictivo de alimentación. Si no tiene apetito y parecen estar alteradas las papilas gustativas, coma pequeñas cantidades todo el día que pueden funcionar mejor. Comer una pequeña porción del alimento correcto o sorber un tanto de la bebida nutricional cada hora puede ayudar. Ordinariamente, las personas no deberían comer en el momento de irse a acostar, pero si puede comer algo antes de irse a la cama, hágalo.

Prepare los alimentos y congélelos con anticipación. Esto le permite tener a la mano alimentos fáciles y rápidos para preparar los días que no tenga deseos de cocinar.

Elija alimentos con buen aspecto y que huelan bien. El tratamiento de cáncer puede cambiar el sentido del gusto y del olfato. Si la carne roja no le apetece, intente otras fuentes de proteína: pollo, pescado o productos lácteos.

La mayoría de las personas con cáncer considera que las sopas y los alimentos blandos son la forma más fácil de comer y digerir. Experimente con platillos ligeramente sazonados preparados con productos lácteos, huevos, pollo y pasta; por lo general estos platillos se toleran bien.

Pruebe nuevos alimentos. Algunos de los alimentos que solían gustarle ahora pueden saber mal. Pero también puede suceder lo inverso. Los alimentos que evitaba ahora pueden tener un sabor agradable.

No se obligue a comer sus alimentos favoritos. Especialmente cuando experimente náuseas, debe evitar los alimentos que más le gustan. Si intenta consumirlos pueden dejarle una sensación permanente de desagrado y siempre los va a relacionar con lo efectos colaterales no placenteros. Guarde sus alimentos favoritos para cuando se sienta mejor.

Mejore el sabor. Es posible que la comida le sepa insípida; para mejorarla ponga pequeñas cantidades de algún aderezo. También puede tratar de marinar la carne en jugos de fruta, vino dulce —si le está permitido— y salsas.

Beba menos en las comidas. Las bebidas son importantes. Debe de tomar de seis a ocho vasos de líquidos diariamente, pero trate de limitar la bebida en el momento de la comida porque pueden hacer que se sienta lleno cuando en realidad no lo está. Es mejor que la reserve para el final de la comida.

Modifique el ambiente. Comer en un lugar diferente puede estimular el apetito. Invite a un amigo, escuche música, prenda algunas velas o vea alguna película o el programa de televisión favorito.

Si todavía tiene problemas para comer a las pocas semanas de tratamiento, pida al médico que le dé asesoría. Un nutriólogo especializado en ayudar a personas con cáncer le puede preparar un plan de alimentación que se ajuste al paladar y necesidades nutricionales particulares.

Regresar al trabajo

El hecho de que tenga cáncer no significa necesariamente que su carrera esté arruinada o que nunca va a poder regresar al trabajo. De hecho, ocho de 10 personas con cáncer regresan a trabajar. Las encuestas revelan que las personas con cáncer son tan productivas como las demás.

El trabajo es una parte importante de la vida, le da satisfacción personal, ingresos y el placer y la sensación de contribuir a la comunidad. Asimismo, puede ser un lugar de rehabilitación y terapia de apoyo, especialmente si se le trata como un miembro valioso del equipo de trabajo. Muchas personas con cáncer de

Combatir las náuseas y la diarrea

Las radiaciones, los medicamentos y la angustia pueden contribuir a las náuseas y a la diarrea. A continuación se presentan algunas sugerencias prácticas para ayudarle a combatir estas situaciones.

Náuseas

- Llene el refrigerador y la alacena con alimentos de fácil consumo como sodas claras, sopas y galletas.
- Coma algo seco como un pan tostado o galletas saladas tan pronto se levante.
- Consuma alimentos salados más que dulces.
- Evite los alimentos calientes, grasosos, condimentados o de olor fuerte.
- Una vez que haya comido, permanezca sentado por 10 a 20 minutos y deje que se asiente su alimento.

Diarrea

- Beba muchos líquidos claros.
- Coma pequeñas porciones de alimento durante el día en lugar de tres comidas abundantes.
- Consuma alimentos y bebidas que contengan potasio y sodio, dos minerales importantes que se pierden con frecuencia cuando hay diarrea. Los líquidos ricos en sodio incluyen caldos. Los alimentos y bebidas ricos en potasio incluyen plátanos y néctares de durazno y chabacano, así como papas hervidas o en puré. Las bebidas que consumen los deportistas contienen altas concentraciones de sodio y potasio.
- Evite alimentos grasosos, con cáscara o semillas y vegetales que formen gas como brócoli, col y coliflor.
- Pruebe estos alimentos: yogur, queso cottage, arroz, pasta, cereal caliente, crema de cacahuate y pan blanco, pollo o pavo sin piel y carne de res magra.

Nota: en ocasiones las radiaciones y otras formas de tratamiento para el cáncer pueden dañar el intestino y provocar intolerancia a la lactosa, situación en la que el cuerpo no puede digerir o absorber el azúcar de la leche (lactosa). Los síntomas de la intolerancia a la lactosa incluyen diarrea, gases y cólicos que ocurren poco después de comer alimentos con lactosa. Si piensa que la diarrea puede relacionarse con intolerancia a la lactosa, un nutriólogo calificado puede ayudarle a elaborar una dieta rica en calorías pero con bajo contenido de lactosa.

próstata consideran que el regreso al trabajo les ayudó a retomar la sensación de normalidad en la vida.

Al inicio será necesario hacer algunos ajustes, pero finalmente deberá ser capaz de regresar a su horario y actividades de antes. Antes de regresar al trabajo:

- Consulte con el médico sobre cuánto debe de trabajar. A veces es mejor tomarse con calma el regreso al horario laboral.
- Consulte con el jefe para adaptar las horas y deberes cuando regrese al trabajo.
- Considere la manera en la que va a responder a los compañeros de trabajo que le hagan preguntas del cáncer y la manera en la que lo va a enfrentar. Practique lo que va a decir para que la interrelación con los compañeros sea más fácil.

Comunicarse con la familia y los amigos

El cáncer siempre tiene una manera de alterar la comunicación cuando más se necesita. Los familiares consideran difícil hablar de la enfermedad de modo tal que no comunican asuntos importantes. Los amigos bien intencionados —al no saber qué decir o hacer y no desear hacer enojar a quien lo padece— tal vez evadan conversar acerca de la salud del enfermo. Incluso pueden pasar menos tiempo con él.

Aquí le presentamos varias formas con las que se puede facilitar la relación con familiares y amigos que intentan darle apoyo:

Acepte el estado emocional de los seres queridos. Tal vez desee hablar sobre asuntos importantes relacionados con la enfermedad antes de que algún miembro de la familia o algún amigo esté listo. Interprete el lenguaje corporal, ¿aceptan el contacto visual? Si no están preparados para hablar, dé un poco más de tiempo para que se adapten.

Por el contrario, si algún ser querido está listo para hablar antes que el paciente, es mejor posponer la conversación sin herir los sentimientos de las personas. Por ejemplo, se podría decir algo así: "Sé que te preocupa esto y necesitamos tomar decisiones, pero yo no estoy listo para hablar y definitivamente necesito un poco más de tiempo".

No todos los miembros de la familia tendrán una actitud abierta ni de compartir. Quien padece el cáncer o alguno de los familiares pueden ser muy reservados y sentir que es difícil comentar los sentimientos. En ocasiones es más fácil abrirse con alguien fuera del círculo inmediato de la familia o los amigos, por ejemplo, con algún especialista o con quien ha sufrido cáncer.

Llame o visite a familiares y amigos. Se puede pensar que debería suceder lo contrario; y con familiares cercanos o amigos así será, pues ellos serán los que se acerquen. Pero trate de recordar a aquellas personas que conoció cuando estaban enfermas y lo difícil que fue pensar qué decirles o qué hacer para ayudarlas.

Piense formas en las que puede lograr una relación más llevadera con la familia y amigos cercanos. Pregúntele a un amigo lleno de energía y actividades qué proyectos tiene en puerta. Invite a otro amigo que no sea un gran conversador a ayudarle con un algún quehacer casero como limpiar la cochera. A los amigos que sufren con muchos problemas pregúnteles como van las cosas.

Acepte ayuda de los demás y no tenga miedo de solicitarla. Existen ocasiones en las que es crucial trabajar junto con alguien. Combatir el cáncer es una de ellas, ya que es difícil combatirlo solo. Muchas veces la familia y los amigos están esperando indicios para saber de qué manera pueden ayudar. Cuando dicen "Dime si hay que pueda hacer para ayudarte", adelante, dígaselo en ese momento. La mayoría de los miembros de la familia y los amigos se sentirán muy contentos de tener la oportunidad de mostrarle de manera práctica que se preocupan. Con frecuencia, lo único que se necesita es una invitación para romper el hielo.

Poner la vida en orden

Una respuesta común al diagnóstico de cáncer, aunque el pronóstico sea bueno, es organizar la vida. Es posible que sienta la necesidad de revisar los seguros, actualizar el testamento o limpiar el ático y regalar las cosas que ya no vaya a necesitar.

Esto es comprensible. El cáncer le hace pensar en la vida, en lo que es realmente importante, lo que quiere lograr y, si muriera, cómo podría hacer las cosas más fáciles para su familia. Es bueno planear para el futuro, evita momentos difíciles y disgustos familiares. Pero prepárese para que su familia observe las acciones con preocupación. Pueden pensar que ha perdido toda esperanza y se está dando por vencido. Es posible aliviarles la angustia si se toma unos minutos para hablar con los miembros de su familia y les explica lo que está haciendo y por qué lo está haciendo. Si está regalando algunos recuerdos, los miembros de su familia estarán

Unirse a un grupo de apoyo

No todas las personas necesitan un grupo de apoyo. El tener familia y amigos a veces es suficiente como soporte; no obstante, algunos consideran que es útil tener quien pueda atenderlos fuera del círculo inmediato.

En términos generales, los grupos de apoyo son de dos categorías principales: los que están dirigidos por profesionales en atención de la salud, como un psicólogo o una enfermera, y los que están dirigidos por miembros del grupo. Algunos son más educacionales y están más estructurados y pueden incluir discusiones y comentarios sobre nuevos tratamientos. Otros destacan el apoyo emocional e intercambian experiencias. Algunos se enfocan en un tipo de cáncer, como el de próstata, en tanto que otros incluyen personas con todos los tipos de cáncer.

Además, en Internet ahora se ofrece apoyo virtual en línea constituido por grupos, en los cuales uno puede conversar con los demás y recibir actualizaciones sobre los últimos tratamientos de cáncer a través de la computadora. Sin embargo, se debe tener mucho cuidado sobre la confiabilidad de la información que se encuentre en los grupos de apoyo en línea. Aunque pueden ser fuentes excelentes de consejos prácticos, también se pueden encontrar conceptos menos precisos y a veces hasta información potencialmente peligrosa. Se recomienda evitar cualquier grupo que prometa curación del cáncer o sugiera que los grupos de apoyo constituyen la curación o un sustituto del tratamiento médico. En cambio, busque grupos afiliados a organizaciones que tengan una buena reputación o que estén respaldados por un médico especialista.

No importa cuál sea el grupo, el objetivo debe ser el mismo: ayudar a las personas a enfrentar el cáncer y vivir bien con él.

Lo que ofrecen los grupos de apoyo
Los beneficios de los grupos de apoyo incluyen:

Sentido de pertenencia y bienestar. Existe compatibilidad entre personas que padecen el mismo problema. Se comparte el sentido de camaradería. Una vez que se experimenta la manera en que los demás le aceptan en las condiciones en las que está, comienza a sentirse mejor y se autoacepta.

Personas que comprenden por lo que está pasando. Los familiares, amigos y médicos pueden simpatizar con los problemas, pero no han experimentado lo que se siente.

Las personas con cáncer comparten muchos temas comunes. Los miembros del grupo de apoyo tienen una idea precisa de lo que se siente y experimenta. Debido a esto, se pueden expresar los sentimientos sin temor de lastimar los de alguien más o de ser mal interpretado.

Intercambio de consejos. Se puede ser escéptico sobre los consejos que los amigos bien intencionados dan porque ellos no han padecido de cáncer, pero cuando los miembros veteranos de un grupo hablan, se sabe que están hablando con la voz de la experiencia vivida. Pueden hablar sobre técnicas para enfrentar el padecimiento que han servido de maravilla en ellos y también de aquéllas que no funcionan.

Oportunidad para hacer nuevos amigos. Estos amigos pueden traer alegría a su vida así como apoyo práctico: un oído dispuesto a escuchar cuando se necesita hablar con alguien, alguien que maneje mientras disfruta de un paseo relajante o una compañía para hacer ejercicio.

¿El grupo de apoyo es para usted?

Si la respuesta es "sí" a la mayor parte de las siguientes preguntas, reunirse con un grupo de apoyo puede ser un paso positivo:

- ¿Se siente bien de compartir sentimientos con otras personas en la misma situación?
- ¿Tiene algún interés en escuchar cómo se sienten los demás y escuchar el relato de sus experiencias?
- ¿Se beneficiaría con el consejo de otras personas que han vivido la experiencia del tratamiento del cáncer?
- ¿Le agrada formar parte de un grupo?
- ¿Tiene alguna información útil o algo que compartir con los demás?
- ¿Le resultaría satisfactorio establecer contacto con otras personas con cáncer para ayudarlas?
- ¿Se sentiría bien cerca de personas que han enfrentado el cáncer de otra manera?
- ¿Tiene interés en aprender más sobre cáncer?

Modificado de "Mirando hacia adelante: una guía para sobrevivientes de cáncer" Instituto Nacional de Cáncer, Institutos Nacionales de Salud, EUA, 1992.

Cuando los grupos de apoyo no son la respuesta

Los grupos de apoyo no son para todos. Para obtener el mayor beneficio de un grupo, es necesario que los encuentros sean satisfactorios y de utilidad. Si considera que no son agradables, utilice el instinto y deje de asistir a las reuniones.

Además, no todos los grupos de apoyo son benéficos. Se debe estar en un grupo donde el sentido del humor sea optimista y se dé un mensaje positivo. Algunos grupos que no son vigilados cuidadosamente pueden favorecer que se ventilen y compartan sólo sentimientos negativos que hacen que los demás decaigan. Esto puede conducir a depresión y agregar más frustración.

La mayor desventaja de los grupos de apoyo por Internet es que no se sabe quién más puede leer los comentarios o si puede creer todo lo que lee.

Enfrentar la supervivencia

El sobreviviente de cáncer tradicionalmente es quien ya no tiene evidencia de la enfermedad activa cinco años después de concluido el tratamiento. A pesar del alivio de ganar la batalla, el sobreviviente puede enfrentar otros retos emocionales.

Durante el tratamiento del cáncer y la recuperación, las relaciones con la familia y los amigos pueden centrarse en la enfermedad. Aprender a reenfocar esas relaciones en otros asuntos y en el futuro conlleva una nueva forma de pensar. Retomar el lugar en la familia y en el círculo de amigos puede ser difícil al principio. Dígale a los demás cómo se siente y comente abiertamente sus temores y preguntas.

Muchos de los viejos estigmas asociados con cáncer siguen prevaleciendo en la actualidad. Por ejemplo, tendrá que recordarle a amigos y compañeros de trabajo que el cáncer no es contagioso y que la investigación revela que los sobrevivientes del cáncer son tan productivos como las personas sin cáncer.

También hay realidades financieras, como los seguros. Si encuentra dificultades para cambiar u obtener un seguro, investigue si donde vive hay algunas facilidades para personas que no pueden asegurarse. Observe las opciones con ayuda de un profesional u organizaciones civiles o políticas.

La vida después del cáncer a veces significa desechar viejos temores e incertidumbres y enfrentar nuevos retos. Pero a medida que se adapta a estos cambios, indudablemente experimentará un sentido de recuperación y control.

Encontrar un grupo de apoyo

El grupo de apoyo que elija puede depender en gran parte de lo que esté disponible en su área. Para encontrar un grupo:

- Pida asistencia a un médico, enfermera u otro profesional en atención de la salud.
- Busque en el directorio telefónico o en el periódico para tener una lista de recursos de apoyo.
- Establezca contacto con centros comunitarios, bibliotecas u organizaciones religiosas.
- Pregunte a otras personas que tienen o han tenido cáncer.
- Establezca contacto con organizaciones nacionales e internacionales de cáncer como la *American Cancer Society* y *Cancer Care Inc.* en Estados Unidos.

La mayor parte de los grupos de apoyo son gratuitos, recogen donaciones voluntarias o cargan una cuota modesta a los miembros para cubrir los gastos.

Respuestas a sus preguntas

¿Qué tal si después de meses de tratamiento una prueba de antígeno prostático específico muestra una lectura elevada? ¿Significa que el cáncer ha regresado?

Posiblemente. La elevación en la concentración del antígeno prostático específico después de una prostatectomía radical puede indicar que todavía tiene tejido prostático. Este tejido puede ser o no canceroso. Si todavía tiene la glándula prostática, un valor elevado de antígeno prostático específico puede indicar que el cáncer está avanzando.

¿Cuánto tiempo después de la cirugía se puede hacer ejercicio y participar de nuevo en deportes?

La fatiga puede durar de tres a seis meses después de la cirugía. La capacidad para participar también depende del evento y de la condición antes de la cirugía. Una vez que cierra la cicatriz puede comenzar a caminar si eso le hace sentirse bien. Entre tres y seis meses después ya puede salir a trotar, jugar golf, nadar o jugar tenis tranquilamente. Sin embargo, tienen que transcurrir muchos meses antes de que pueda montar en bicicleta o a caballo. El asiento de la bicicleta o la silla de montar ejerce presión en la porción inferior de la pelvis, sitio de localización de la cirugía.

¿Qué es última voluntad (living will)*?*
La última voluntad es un documento legal común en Estados Unidos,
en él se establecen los deseos del afectado sobre atención médica en
caso de enfermedad terminal. Por ejemplo, en él se muestra si desea
que lo coloquen en un aparato de apoyo para respirar (ventilador)
o si quiere recibir alimentación por sonda. Si elige preparar un
documento de este tipo, es importante que las personas que lo
atienden, como el médico o un miembro de la familia, reciban una
copia.

¿El temor de que el cáncer regrese nunca desaparece?
Algunas personas que han tenido tratamientos exitosos son capaces
de enfrentar este miedo, otras no. Pero en la mayor parte de los casos
el temor dura meses y años en pasar. Nadie espera que olvide que
tuvo cáncer, pero los temores regresan cada vez menos en la medida
que utiliza la mente y tiempo en otros pensamientos y actividades.

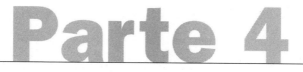

Parte 4

Salud de la próstata

Capítulo 11

¿Puede prevenir las enfermedades de la próstata?

Aunque son comunes, los problemas de la próstata no son inevitables. La verdad es que no hay ninguna fórmula que pueda garantizar que no tendrá enfermedad de la próstata, pero hay cosas que puede hacer para reducir el riesgo o posiblemente hacer más lento el avance de la enfermedad. Los tres pasos más importantes que puede dar para mantener la salud de la próstata y la salud en general son: comer bien, mantenerse físicamente activo y consultar al médico de manera regular.

Comer más de los productos que potencialmente combaten el cáncer

Los alimentos que consume y las bebidas que ingiere pueden reducir el riesgo de enfermedad de próstata, en especial de cáncer. Los investigadores consideran que ciertos productos vegetales parecen ser útiles para prevenir y controlar el cáncer de próstata. No es necesario que consuma estos alimentos todos lo días, pero es útil que lo haga de manera frecuente en la dieta.

Jitomates (tomates)
Los jitomates contienen la sustancia química llamada licopeno, que les da su color rojo. También se piensa que el licopeno es un potente antioxidante, una sustancia que protege a las células de los efectos de radicales libres y de moléculas tóxicas que pueden dañar las células.

Un estudio de cinco años con 48 mil hombres reveló que los que comieron productos con jitomate, 10 porciones a la semana, tuvieron el menor riesgo de cáncer de próstata. El riesgo fue una tercera parte del de los hombres que comieron sólo dos porciones a la semana.

El licopeno que se encuentra en los productos de jitomate cocido —sopas y salsas que se utilizan en espagueti y pizza— brinda mayor protección que el licopeno en productos crudos, como jitomates frescos o jugo de jitomate. Una razón puede ser porque es más fácil para el cuerpo absorber el licopeno de los tomates cocinados.

Otros estudios sugieren que el licopeno puede reducir el riesgo de cáncer de colon, de recto, de mama, pulmón y estómago así como el de ataque cardiaco. La sandía y la toronja rosada también contienen pequeñas cantidades de licopeno.

Soya

Los productos de soya se obtienen del frijol que lleva este nombre, una legumbre nativa del norte de China, que ahora se cultiva comúnmente en Estados Unidos. Ciertos compuestos de la soya (isoflavones) estimulan las proteínas fijadoras en el cuerpo (globulinas) que mantienen a la testosterona y a los estrógenos, hormonas sexuales, funcionando adecuadamente. Cuando se unen, las hormonas ejercen menos efecto hormonal. Debido a que el cáncer de próstata se mantiene a expensas de la testosterona, los investigadores sostienen la teoría de que entre menor efecto proporcione la hormona, menor será el riesgo de desarrollar cáncer y de que éste avance.

En Asia, donde la soya es tan común, ciertos tipos de cáncer, entre ellos el de próstata y el de mama, son menos comunes. Sin embargo, no es seguro si el consumo de soya u otros aspectos de la dieta asiática o el estilo de vida son los responsables. La baja incidencia de cáncer de próstata se puede relacionar a otros factores.

Además de controlar el cáncer, hay evidencias de que la soya puede reducir el riesgo de hiperplasia prostática benigna y de que también puede ayudar a reducir las concentraciones de colesterol.

Té verde

Contiene una sustancia química denominada EGCG similar a algunas sustancias que se encuentran en los vegetales y en el vino tinto. Igual que otras sustancias que combaten el cáncer, el EGCG parece que inhibe la actividad enzimática necesaria para el crecimiento de cáncer. Los investigadores de la Clínica Mayo encontraron que incluso

Fuentes de soya

La soya no es un ingrediente común de la comida, pero puede encontrar productos de soya en una tienda bien surtida y en tiendas de productos naturales. A continuación se presentan algunos productos que debe buscar:

Frijol de soya. Remójelos desde una noche antes y hiérvalos durante dos horas y media para que se reblandezcan. Agregue los frijoles a las recetas favoritas de sopa, chile y otras.

Tofu. Su sabor insípido y consistencia esponjosa lo hacen ideal para absorber otros sabores. Utilícelo en lugar de carne. El tofu también se presenta con consistencia sedosa, y se puede agregar a sopas cremosas o puede reemplazar ingredientes como crema agria o mayonesa.

Tempe y miso. Ambos se elaboran con frijol de soya fermentado. El tempe viene en forma de pastel delgado y el miso es una pasta. Se pueden usar en sopas y ensaladas o como sustituto de carne.

Proteína de soya texturizada (PST). Disponible en la sección de comida congelada, la PST se ve como carne cocida y puede ser usada para preparar guisos o tacos. La PST también se encuentra en hamburguesas de soya.

Leche de soya. Consúmala en recetas o con cereal.

Harina de soya. En productos horneados, sustituya una porción de harina normal por harina de soya. También puede sustituir un huevo por una cucharada de harina de soya y una a dos cucharadas de agua.

concentraciones bajas de la sustancia —la cantidad que se encuentra en tres tazas de té verde— fueron suficientes para inhibir el crecimiento de cáncer. A mayores concentraciones, el EGCG acabó con células cancerosas en tubos de ensayo.

Se requieren pruebas más amplias antes de que los investigadores recomienden tomar tres tazas de té verde al día. Los investigadores de la Clínica Mayo están estudiando los efectos del té verde en el cáncer de mama así como en el cáncer de próstata.

Vegetales crucíferos

Los vegetales crucíferos corresponden a la familia de las coles y las mostazas e incluyen lechuga china, brócoli, colecitas de Bruselas, col, hojas de col rizada, nabo sueco (rutabaga), nabo y coliflor. Estos vegetales contienen ciertas sustancias químicas que parecen bloquear los efectos de las sustancias que causan cáncer.

Vitaminas y minerales

Mucha de la investigación que se está realizando sobre la función de las vitaminas y los minerales en la prevención de cáncer de próstata no es concluyente. Varios estudios han examinado si las vitaminas C, D, y E y el mineral selenio ayudan a prevenir la enfermedad de la próstata. El selenio, un elemento encontrado en muchos alimentos, refuerza los efectos antioxidantes de la vitamina E. Algunos estudios sugieren que estos nutrientes pueden reducir el riesgo de cáncer de próstata. Otros estudios indican que no aportan ningún beneficio. Los estudios actuales deberían aportar más información sobre el papel que pueden desempeñar, si es que alguno, determinadas vitaminas o minerales para mantener la salud de la próstata.

Los científicos también están investigando los efectos del mineral zinc en la salud de la próstata. El zinc es más abundante en la carne, pescados y mariscos, pollo y granos enteros. La glándula prostática contiene más zinc que cualquier otro órgano y las investigaciones sugieren que la carencia de este elemento puede contribuir a enfermedad prostática. En algunos hombres, el consumo diario de suplementos de zinc puede hacer que la glándula prostática disminuya de tamaño y puede aliviar los síntomas de la hiperplasia prostática benigna (HPB). El zinc también reduce la inflamación asociada a la prostatitis crónica. Sin embargo, todavía no se sabe qué cantidad de zinc es apropiada y en qué hombres puede ser de mayor beneficio.

Si considera que la dieta no le está aportando todos los nutrientes que necesita, puede tomar un suplemento multivitamínico y mineral diario. Sin embargo, la mayoría de los médicos no recomienda tomar suplementos individuales con el solo propósito de reducir el riesgo de enfermedad de la próstata. No se sabe lo suficiente sobre el papel de vitaminas y minerales para prevenir la enfermedad o a qué dosis se deben tomar. Las dosis altas de algunas vitaminas y minerales pueden ser tóxicas.

Si tiene preguntas sobre el uso de suplementos vitamínicos o de

Ajo

En áreas del mundo donde las personas comen mucho ajo, hay menos cáncer de próstata y menos cáncer en general. Una teoría es que los compuestos sulfurados que tiene el ajo favorecen la función inmunológica, lo que ayuda a combatir la enfermedad. El azufre también puede hacer más lenta la diseminación de células cancerosas y aumentar la producción de enzimas que ayudan a eliminar sustancias que causan cáncer. El uso de ajo fresco para favorecer el sabor de las carnes o agregárselo a las salsas vegetales son formas fáciles de incluir más ajo en la dieta.

Eliminar la grasa

Varios estudios sugieren que hay una fuerte relación entre el consumo de grasa y el desarrollo de cáncer de próstata. En un estudio, investigadores de la Universidad de Harvard compararon la dieta de aproximadamente 50 mil hombres. Encontraron que los hombres que consumen mayor cantidad de grasa tienen un riesgo casi 80 por ciento mayor de padecer cáncer de próstata en comparación con los hombres que comieron menos grasa en su vida. Los hombres que comieron principalmente carnes rojas también presentaron un riesgo más alto de cáncer de próstata que los hombres cuyas dietas incluyeron pescado y pollo.

Una teoría es que las grasas de la dieta favorece el cáncer debido a que estimulan la división celular anormal. Además, algunas grasas causan daño celular (oxidación) por radicales libres.

Todavía no es seguro si la relación entre la dieta rica en grasa y el desarrollo de cáncer se debe a la cantidad total de grasa que se consume en la dieta o a un tipo específico de grasa. Es también difícil distinguir entre el efecto de la grasa y el efecto de las calorías, ya que los alimentos ricos en grasa también tienen mayor contenido de calorías.

Hasta que algunas de estas preguntas se contesten, el mensaje básico es que entre menor sea la cantidad de grasa y de calorías es mejor.

Consumir granos, frutas y verduras

La mejor manera de reducir la grasa y las calorías en la dieta es comer más alimentos de origen vegetal. Los alimentos vegetales — frutas, verduras y los alimentos preparados de granos enteros — contienen vitaminas, minerales, fibras y compuestos llamados fitoquímicos que

Mejores formas de cocinar

No es difícil preparar alimentos de sabor agradable con menos grasa, pero será necesario concebir de nuevo la idea de la cocina. Una vez que se familiarice con las siguientes técnicas para cocinar con poca grasa, se harán una práctica rutinaria.

- Quite la grasa de la carne y el pollo.
- En lugar de freír, puede hornear, hervir, rostizar, asar, hacer al vapor o escalfar los alimentos al prepararlos. Escurra la grasa al cocinar y después.
- Compre recipientes a los que no se les adhiera el alimento, de modo tal que pueda preparar alimentos sin tener que agregar grasa, o utilice aerosol para cocinar sin grasa.
- Tenga a la mano ingredientes que den sabor a los alimentos y que no tengan grasa como caldos, hierbas, especias, cebollas, ajos o vinagres de sabor.
- Prefiera queso crema, crema agria y quesos procesados de grasa reducida o sin grasa que sus contrapartes ricos en grasa.
- Elimine ingredientes que se utilizan más por hábito o por apariencia. Las papas, por ejemplo, no tienen que llevar obligadamente salsa.

protegen contra el cáncer. Al incluir alimentos vegetales en la dieta, limita el consumo de grasa y aumenta el consumo de compuestos saludables.

Aquí presentamos los tipos y cantidades de alimentos que se recomienda consumir todos los días:

Granos: seis a once porciones. Los granos — cereales, panes, arroz y pasta — brindan diversos nutrientes y son ricos en carbohidratos complejos que aportan energía. Independientemente del concepto erróneo de que el pan y la pasta engordan, estos alimentos tienen bajo contendo de grasa y calorías; aquello que le unta al pan y agrega a las pastas — aderezos y salsas hechas de grasa, aceite o queso — es lo que aumenta el número de calorías.

Junto con vegetales y frutas, los granos deberían ser el fundamento de la dieta cotidiana. Seleccione granos enteros cuando sea posible porque contienen más fibra que los refinados.

Verduras: por lo menos tres porciones. Las verduras son naturalmente bajas en calorías y casi no tienen grasa. Proporcionan vitaminas, minerales y fibra. También contienen sustancias fitoquímicas. Como sucede con los granos, es lo que se agrega a los vegetales, como mantequilla, aderezos o salsas ricas en grasa, lo que contribuye a aumentar las calorías y la grasa.

Frutas: por lo menos dos porciones. La fruta en cualquier forma — fresca, seca, congelada y enlatada— desempeña un papel importante en el buen comer. La fruta tiene pocas calorías y no tiene grasa o tiene muy poca y contiene vitaminas, minerales, sustancias fitoquímicas y fibra, que son de gran beneficio. También sirve como un endulzante natural para otros alimentos.

Productos lácteos: dos a tres porciones. La leche, el yogur y el queso son buenas fuentes de calcio y vitamina D, la cual ayuda al cuerpo a absorber el calcio. También proporcionan las proteínas necesarias para construir y mantener los tejidos corporales. Los productos lácteos pueden ser ricos en grasa y colesterol, de modo tal que debe consumir productos de bajo contenido graso o sin grasa.

Pollo, pescados, mariscos y carne: no más de tres porciones. Son fuentes ricas en proteína, contienen vitamina B, hierro y zinc. Sin embargo, porque aun las variedades magras contienen grasa y colesterol, se deben limitar los alimentos animales.

Legumbres: frecuentemente, como alternativas de los alimentos animales. Con bajo contenido graso y sin colesterol, las legumbres —frijoles, chícharos y lentejas— son una buena fuente de proteína vegetal. También proporcionan nutrientes, sustancias fitoquímicas y fibra.

Grasas, dulces y alcohol: esporádicamente. El alcohol, las grasas y los azúcares dan calorías pero no nutrientes. Una forma obvia de reducir la grasa en la dieta es reducir la cantidad de grasa pura —mantequilla, margarina y aceite vegetal— que agrega al alimento cuando es cocinado. Asimismo, limite el consumo de dulces, postres y bebidas endulzadas con azúcar.

Más sobre fitoquímicos

El término fitoquímico viene de la palabra griega *phyton* que significa planta. Los fitoquímicos se diferencian de las vitaminas y los minerales en que no tienen valor nutricional conocido. Algunos fitoquímicos, como digitalis y quinina, se han utilizado durante cientos de años como medicamentos. Otros funcionan como antioxidantes. Sólo recientemente los fitoquímicos se han reconocido como agentes potencialmente potentes que pueden proteger contra enfermedades y diversas situaciones que van desde el cáncer hasta el proceso normal de envejecimiento.

Definición de una porción

El número de porciones recomendadas para cada grupo de alimentos puede sonar como mucha comida, pero el tamaño de las porciones es más pequeño de lo que piensa. A continuación se presentan algunos ejemplos de lo que se considera como una porción:

Alimento	Ejemplos de porción
Granos	una rebanada de pan de trigo entero medio *bagel* o *muffin* inglés media taza (90 g) de cereal, arroz o pasta cocidos media taza (30 g) de cereal listo para comer
Frutas y vegetales	un cuarto de taza (46 g) de pasitas tres cuartos de taza (180 mL) de jugo de fruta al 100% una manzana o un plátano medianos doce uvas una taza (60 g) de vegetales verdes crudos de hojas media taza (90 g) de vegetales cocidos media papa
Productos lácteos	una taza (250 mL) de leche de bajo contenido graso o sin grasa una taza (250 g) de yogur de bajo contenido graso o sin grasa 45 g de queso de bajo contenido graso o sin grasa dos tazas (500 g) de queso cottage de bajo contenido graso o sin grasa
Pollo, pescados, mariscos y carne	60 a 90 g de pollo sin piel, pescados, mariscos o carne magra cocidos
Legumbres	media taza (150 g) de frijoles, guisantes secos o lentejas cocidos

Mantenerse activo

Es bien sabido que el ejercicio regular puede ayudar a prevenir un ataque cardiaco y evita condiciones como hipertensión arterial y colesterol alto. Cuando hablamos de cáncer los datos no son totalmente claros. Sin embargo, algunos estudios indican que el ejercicio regular puede reducir el riesgo de cáncer, incluido el de próstata.

Se ha observado que el ejercicio fortalece el sistema inmunológico, mejora la circulación y acelera la digestión, todos los cuales pueden desempeñar un papel importante en la prevención del cáncer. El ejercicio también ayuda a evitar la obesidad, otro factor de riesgo potencial para algunos tipos de cáncer.

El ejercicio regular también puede reducir el riesgo de hiperplasia prostática benigna o minimizar los síntomas. Los hombres físicamente activos por lo general tienen menos síntomas graves que los hombres que hacen poco ejercicio.

¿Está en forma?

Aproximadamente dos terceras partes de los estadounidenses adultos no realizan el promedio de ejercicio recomendado — 30 minutos o más de actividad moderadamente intensa.

Si permanece sentado la mayor parte del día probablemente no está en forma. Otros signos de no estar en forma incluyen los siguientes:

Antes de iniciar

Con frecuencia es buena idea hablar con el médico antes de iniciar un programa de actividad física. Si padece otro problema de salud o se encuentra en riesgo de enfermedad cardiaca, es posible que requiera tomar algunas precauciones al hacer ejercicio.

Es esencial que consulte a su médico si:

- Tiene presión sanguínea de 160-90 mm Hg o más alta
- Padece diabetes o enfermedad del corazón, pulmón o riñón
- Es hombre de 40 años o mayor o es mujer de 50 años o mayor y no le han hecho un examen físico recientemente
- Tiene antecedentes familiares de problemas relacionados con el corazón antes de los 55 años de edad
- Está inseguro de su estado de salud
- Ha experimentado previamente molestias del tórax, dificultad para respirar o mareos durante el ejercicio o actividad enérgica

- Sentirse cansado todo el tiempo
- No mantener el ritmo de personas de su edad
- Evitar la actividad física porque se cansa rápidamente
- Le falta el aire o se fatiga cuando camina una distancia corta

Cuando hace ejercicio no sólo se siente mejor sino que se ve mejor. No considere el ejercicio como un trabajo pesado, ya que puede ser muy divertido.

Cómo ponerse en forma

Aunque nunca antes en la vida haya hecho ejercicio, nunca es demasiado tarde para comenzar. Puede empezar a estar físicamente en forma comenzando con un programa regular de ejercicio.

Hay tres tipos de ejercicio que pueden mejorar la salud, y si los combina con una dieta saludable tal vez prevenga enfermedades en la próstata o reduzca los síntomas. Para obtener el mayor beneficio por el esfuerzo, incluya diversas actividades en la rutina de ejercicios.

Ejercicio aeróbico. Las actividades aeróbicas aumentan la respiración y la frecuencia cardiaca y mejoran la salud del sistema circulatorio incluyendo el corazón y los pulmones. También aumentan la resistencia y ayudan a fortalecer el sistema inmunológico. Intente hacer por lo menos 30 minutos de actividad aeróbica, si no todos los días, algunos días a la semana. Si no puede realizar ejercicio durante 30 minutos, hágalo por lo menos en tres sesiones de 10 minutos.

Caminar es la actividad aeróbica más común, es conveniente y es barata. Todo lo que necesita es un buen par de zapatos. Otros ejercicios aeróbicos incluyen:

- Andar en bicicleta
- Jugar golf (caminando, no en el carrito)
- Voleibol
- Caminata en el monte
- Esquiar
- Jugar tenis

- Basquetbol
- Bailar
- Danza aeróbica
- Trotar
- Correr
- Nadar

Ejercicios de flexibilidad. Estirar los músculos antes y después de la actividad aeróbica aumenta el margen en el que podrán flexionarse y extenderse las articulaciones, los músculos y los ligamentos. Los ejercicios de flexibilidad también ayudan a evitar el dolor articular y las lesiones. El estiramiento debe ser suave y cuidadoso. Distienda sólo hasta que sienta una tensión ligera en los músculos. Siga respirando normalmente mientras los estira.

Escala de esfuerzo percibido

El esfuerzo percibido se refiere al grado total de esfuerzo, tensión física y fatiga que se experimenta durante una actividad física. Para que la actividad sea benéfica para la salud, realice esfuerzo "moderado" a "algo fuerte". Eso equivale a 3 o 4 en la "Escala de esfuerzo percibido".

0 Nada	6
1 Muy débil	7 Muy fuerte
2 Débil	8
3 Moderado	9
4 Algo fuerte	10 Muy, muy fuerte
5 Fuerte	

Aquí mostramos algunos ejercicios de estiramiento que puede hacer:

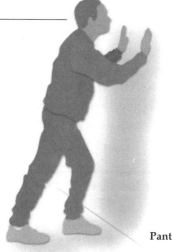

Estiramiento de las pantorrillas. Párese con lo brazos apoyados en una pared. Incline la porción superior del cuerpo hacia ésta. Coloque una pierna hacia adelante con la rodilla flexionada. Mantenga la otra pierna atrás con la rodilla estirada y el talón hacia abajo. Mantenga la espalda erecta, mueva la cadera hacia la pared hasta que sienta el estiramiento. Mantenga esta posición 30 segundos. Relájese. Repítalo con la otra pierna.

Pantorrillas

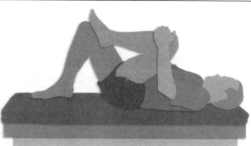

Estiramiento de la porción inferior de la espalda. Acuéstese en una mesa o cama con la cadera y las rodillas flexionadas y los pies planos sobre una superficie. Jale una rodilla hacia los hombros con ambas manos. Mantenga la posición 30 segundos. Relájese. Repita con la otra pierna.

Estiramiento de la porción inferior de la espalda

Estiramiento de la porción superior del muslo. Acuéstese sobre la espalda en una mesa o una cama, con una pierna y las caderas tan cerca del borde como pueda. Deje que la porción inferior de la pierna cuelgue relajada sobre el borde. Sostenga la rodilla de la otra pierna y jale el muslo y la

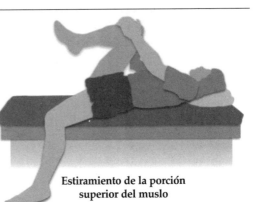

Estiramiento de la porción superior del muslo

rodilla firmemente hacia su tórax hasta que la porción inferior de la espalda se aplane contra la mesa o cama. Mantenga la posición 30 segundos. Relájese y repita los movimientos con la otra pierna.

Estiramiento del tórax. Junte las manos detrás de la cabeza. Jale los codos con firmeza hacia atrás al tiempo que inhala profundamente. Mantenga 30 segundos esta posición. Relájese.

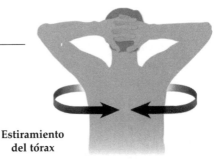

Estiramiento del tórax

Reducir los riesgos del ejercicio

La mayor parte de los riesgos del ejercicio se desprende de hacerlo en exceso, con demasiado vigor o con muy poca actividad previa. Para reducir riesgos:

Comience gradualmente. No se exceda. Aumente poco a poco el tiempo y la actividad. Para hacer 30 minutos, inicie con 10 minutos y aumente el tiempo de cinco en cinco minutos. Si le da trabajo hablar con el compañero de ejercicios, probablemente esté haciendo demasiado.

Haga ejercicio regular y moderadamente. Nunca realice tanto ejercicio al punto de llegar a sentir náuseas, mareo, marcada dificultad para respirar, palpitaciones cardiacas, dolor en el pecho. Si experimenta cualquiera de estos síntomas, interrumpa el ejercicio y busque atención médica de inmediato.

Siempre haga ejercicios de precalentamiento y enfriamiento. Esto reduce la tensión del corazón y los músculos.

Ejercicios de fortalecimiento. Estos ejercicios ayudan a darle más fuerza a los músculos y a mejorar la postura, el balance y la coordinación. También favorecen la salud de los huesos y aumentan el metabolismo el cual puede ayudar a mantener el peso. Agregue ejercicios de fortalecimiento a la rutina por lo menos dos veces a la semana. Inicie con cinco repeticiones de cada uno e intente llegar hasta 25.

Aquí mostramos cuatro ejercicios de fortalecimiento que puede probar:

Empujar la pared. Colóquese de frente a una pared y párese lo suficientemente retirado para que pueda colocar las palmas de las manos sobre la pared y los codos queden un poco flexionados. Flexione, poco a poco, los codos y hágase hacia adelante dirigiéndose hacia la pared y soportando el peso con los brazos. Extienda los brazos y regrese a la posición de inicio. A medida que vaya adquiriendo fuerza, intente hacerlo todavía más retirado de la pared.

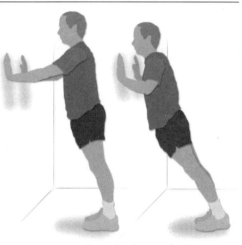

Empujar la pared

Sentadillas. Párese junto a una mesa u otro apoyo con los pies separados un poco más del ancho de los hombros y con las palmas sobre la mesa o soporte. Mantenga la espalda erecta y flexione lentamente las rodillas más o menos de 30 a 60 grados. Haga una pausa y regrese a la posición de inicio.

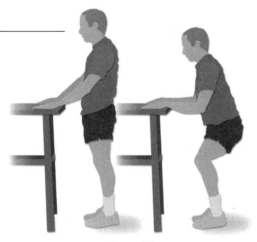

Sentadillas

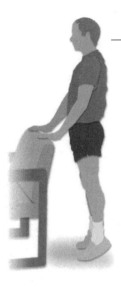

Levantamiento de talones. Parado, con los pies separados más o menos 30 centímetros, apóyese en el respaldo de una silla. Lentamente levante los talones del piso y párese en las puntas de los pies. Mantenga la posición. Poco a poco regrese a la posición de inicio.

Levantamiento de talones

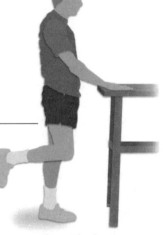

Elevación de piernas. De pie con los pies alejados más o menos 30 centímetros, apóyese en una mesa o en el respaldo de una silla. Flexione lentamente una rodilla y levante un pie por detrás de usted. Mantenga la posición. Baje la pierna despacio. Repita con la otra pierna.

Elevación de piernas

Mantenga el programa de ejercicios

Las siguientes estrategias pueden ayudarle a permanecer físicamente activo y mantener la motivación:

Establezca metas. Inicie con metas simples y avance a metas más exigentes. Las personas que pueden permanecer activas durante seis meses por lo general terminan haciendo un hábito de la actividad regular. Márquese metas realistas y sencillas de lograr. Es fácil frustrarse y darse por vencido con metas demasiado ambiciosas.

Agregue variedad. La variedad es lo que evita el aburrimiento. Por ejemplo, intente alternar la caminata y andar en bicicleta con nadar o hacer aeróbicos de bajo impacto. Cuando el clima lo permita haga ejercicios de flexibilidad y fortalecimiento al aire libre.

Considere la posibilidad de unirse a un club deportivo para ampliar su acceso a diferentes formas de actividad física.

Marque el avance. Lleve un registro del ejercicio que hace, cuánto tiempo lo realiza y cómo se siente durante y después del ejercicio. Registrar los esfuerzos ayuda a alcanzar las metas y le recuerda que está progresando.

Prémiese. Trate de desarrollar una sensación de recompensa corporal que se derive de sentimientos y sensaciones de logro, aumento de autoestima y control de la conducta. Después de cada sesión de actividad, tómese de dos a cinco minutos para sentarse y relajarse. Saboree la agradable sensación que proporciona el ejercicio y piense en las metas que ha logrado. Este tipo de recompensa personal puede ayudarle a establecer un compromiso a mayor plazo para realizar ejercicio de manera regular.

Consultar al médico regularmente

La revisión anual de próstata no puede reducir el riesgo de cáncer, hiperplasia prostática benigna o prostatitis, como tal vez lo hace una dieta saludable o ejercicio. Pero las revisiones regulares son cruciales para permanecer sano. Si aparecen enfermedades de próstata, el tacto rectal o la prueba de antígeno prostático específico (APE) con frecuencia identifican el problema en sus fases más tempranas, cuando es más fácil de tratar y curar. Si no consulta regularmente al médico, establezca una cita para exploración física, incluido el examen de próstata, y adquiera el hábito de realizarlo cada año.

Si experimenta síntomas relacionados con la próstata como aumento de la frecuencia urinaria, dificultad para orinar, dolor al orinar, dolor en la parte inferior de la pelvis y en la espalda o sangre en la orina o semen, atienda esos síntomas tan pronto como le sea posible, aunque piense que "no es nada". Seguramente no desea arriesgarse a descubrir la posibilidad de estar equivocado.

Respuestas a sus preguntas

¿La ingesta de alcohol desempeña algún papel en el riesgo de enfermedad de próstata?
No hay evidencia de que una cantidad moderada de alcohol cause enfermedad de próstata. Para un hombre, una cantidad moderada son

dos bebidas alcohólicas por día. Sin embargo, beber regularmente más de una cantidad moderada de alcohol puede interferir con la dieta. Las personas que beben cantidades excesivas de alcohol con frecuencia omiten el alimento y así no obtienen la cantidad adecuada de nutrientes. Una dieta pobre puede debilitar el sistema inmune y reducir las defensas naturales del cuerpo contra las enfermedades.

¿La salsa de soya es una buena fuente de soya?
No. La salsa de soya no contiene cantidades benéficas de sustancias químicas que combaten el cáncer, y tiene un contenido de sodio muy alto. Si es sensible al sodio, el uso regular de salsa de soya puede aumentar la tensión arterial.

¿Es verdad que el estrés puede causar problemas de próstata?
No se ha probado que el estrés aumente el riesgo de enfermedad en la próstata, pero sí hay evidencia de que el estrés puede desempeñar alguna función. El estrés debilita el sistema inmune y dificulta que el cuerpo rechace las enfermedades, incluido el cáncer. Algunos investigadores sustentan la teoría de que el estrés produce tensión en los músculos pélvicos inferiores y afectan el funcionamiento normal de la glándula prostática y, tal vez, causan prostatitis.

Capítulo 12

¿Cuáles son los tratamientos complementarios y alternativos?

A medida que los estadounidenses se ocupan más de los cuidados de la salud, muchos están explorando otras opciones para su atención que quedan fuera del campo de la medicina tradicional. Tal vez se encuentre en este grupo en aumento. Posiblemente haya comprado un suplemento herbolario en una tienda de alimentos saludables o haya experimentado con yoga, meditación o acupuntura.

Las medicinas complementarias y alternativas cubren un margen amplio de filosofías de curación y tratamientos que no están difundidos en las escuelas de medicina, no son utilizados en hospitales y muchs veces no son reembolsados por las compañías de seguros. Aunque los dos términos se utilizan como sinónimos, no son lo mismo.

El Centro Nacional para Medicina Complementaria y Alternativa, una división de los Institutos Nacionales de Salud, en Estados Unidos, define a la medicina alternativa como terapia de curación utilizada como sustituto para la medicina tradicional. Esta definición puede incluir homeopatía o prácticas naturopáticas en atención de la salud. La medicina complementaria se refiere a las prácticas médicas no convencionales que se utilizan además de los tratamientos recomendados por el médico: por ejemplo, combinar suplementos herbolarios con dieta y ejercicio.

La pregunta es: ¿sirven estos tratamientos? Algunos de ellos se muestran promisorios y poco a poco van ganando aceptación en el ámbito de la medicina. Pero los beneficios de muchos productos y prácticas no se han comprobado.

Aquí presentamos una visión de los tratamientos complementarios y alternativos más comunes que se promueven para la prevención o tratamiento de las enfermedades de la próstata y de cáncer en general.

Suplementos dietéticos y herbolarios

Quienes han caminado por los pasillos de las tiendas naturistas pueden constatar la profusión de suplementos alimentarios y remedios a base de hierbas que se encuentran por todas partes. Literalmente hay miles de productos en los estantes que se atribuyen toda clase de propiedades.

Los productos herbolarios que se expenden para aliviar problemas comunes de próstata, como la micción frecuente o flujo débil de orina, incluyen:

- Ciruela africana *(Pygeum africanum)*
- Pasto estelar africano *(Hypoxis rooperii)*
- Semillas de calabaza *(Cucurbita pepo)*
- Polen *(Secale cereale)*
- Hiedra *(Urtica dioica y Urtica urens)*

Si se toman en pequeñas o moderadas cantidades, estos productos parecen seguros. Sin embargo, no han sido estudiados en investigaciones grandes y a largo plazo para confirmar que su consumo es seguro o comprobar que funcionen.

Una excepción es la hierba que se llama palmito dentado *(Serenoa repens)*. A diferencia de otros suplementos herbolarios se ha probado ampliamente y los resultados son promisorios.

Palmito dentado

El palmito se obtiene de los frutos de la planta de palmito dentado que se encuentra en el sur de la Florida. Hace cientos de años, los indios seminoles utilizaron la planta como afrodisiaco. En décadas recientes se ha convertido en un tratamiento popular para reducir los síntomas de hiperplasia prostática benigna (HPB). En Europa el palmito se expende como medicamento. En Estados Unidos se encuentra en las tiendas naturistas como suplemento herbolario.

Se piensa que el palmito evita que la testosterona se degrade en otra forma de hormona asociada con el crecimiento de tejido prostático. En 1998, investigadores del *Department of Veterans Affairs,* en Estados Unidos, revisaron más de 12 estudios que incluían palmito y concluyeron que este producto herbolario puede ser tan efectivo como el medicamento finasterida y tiene muy pocos efectos colaterales. Sin embargo, los investigadores recomendaron estudios adicionales para determinar la dosis diaria apropiada del suplemento y su efectividad a largo plazo. Otros estudios han producido resultados similares.

El palmito actúa lentamente. La mayoría de los hombres comienza a ver mejoría en los síntomas urinarios en un lapso de uno a tres meses. Si después de tres meses no nota beneficio con el producto, es posible que éste no sea útil en su caso.

Al parecer no hay problema para utilizar palmito indefinidamente, pero los efectos colaterales a largo plazo todavía no se conocen. Un inconveniente de este producto herbolario, como sucede con muchos otros productos, es que, igual que el medicamento finasterida, suprime las concentraciones de antígeno prostático específico en la sangre (APE). Esta acción puede interferir con la efectividad de la prueba de APE. Por esto, si está tomando palmito u otra medicina herbolaria, es importante que se lo comunique al médico antes de que le hagan la prueba, de modo tal que se puedan interpretar los resultados acertadamente.

Guía para usar el palmito dentado

Estudios futuros deben aportar más información sobre el mejor uso de este suplemento herbolario. Mientras tanto, en Estados Unidos, la *Physicians' Desk Reference for Herbal Medicines* especifica las siguientes directrices si opta por tomar palmito dentado:

Indicaciones y uso. Es más efectivo para síntomas leves a moderados de hiperplasia prostática benigna. Su administración alivia los síntomas, pero no reduce el crecimiento prostático.

Precauciones y reacciones adversas. No hay riesgos conocidos que afecten la salud o efectos colaterales cuando se toma de acuerdo con las recomendaciones, aunque se ha llegado a informar de raras molestias digestivas.

Dosis diaria. La dosis recomendada es de uno a dos gramos del suplemento.

Fuente: *Physicians' Desk Reference for Herbal Medicines.* Montvale, NJ; Medical Economics Co; 1998:1136-1137.

Suplementos que combaten el cáncer

Algunos productos herbolarios y dietéticos pretenden curar o prevenir el cáncer. No hay evidencia científica de que estos productos funcionen y algunos pueden ser peligrosos. Hay tres suplementos populares que combaten el cáncer.

Chaparral. El chaparral *(Larrea tridentata)* procede de un arbusto del desierto y se encuentra en el suroeste de Estados Unidos y México. Los aborígenes americanos utilizaban el chaparral para tratar desde un catarro común hasta mordeduras de víbora. En décadas recientes la hierba se usa como fórmula de tés, cápsulas y tabletas, y se dice que cura muchos padecimientos, entre ellos el cáncer.

Los investigadores consideran que en el chaparral hay una sustancia química denominada NDGA que evita la replicación de las células de cáncer, así como de virus y bacterias. Los estudios de chaparral no han demostrado que la hierba destruya o prevenga el cáncer y los investigadores sugieren que puede conducir a falla hepática irreversible.

PC-SPES. Ésta es una mezcla de hierbas que se utilizan para el tratamiento del cáncer de próstata y contiene ocho hierbas: crisantemos, isatis, orozuz, *Ganoderma lucidum, Panax pseudo-ginseng, Rabdosia rubescens,* palmito dentado y escutelaria. Un estudio publicado en el *New England Journal of Medicine* en 1998 reveló que el producto funciona como los suplementos de estrógenos: reduce las concentraciones de testosterona que ayudan al crecimiento del cáncer de próstata y en algunos casos puede suprimir el cáncer, por lo menos durante un tiempo. Sin embargo, el producto comúnmente produce impotencia y dolor mamario. También puede provocar coágulos de sangre en las venas profundas de la pierna y, si se toma en grandes cantidades, puede ser tóxico.

Otra preocupación con este producto es que puede enmascarar el avance del cáncer, pues reduce las concentraciones de antígeno prostático específico, incluso cuando el cáncer está avanzando. Si el médico no sabe que está tomando el producto, la prueba de antígeno prostático específico puede hacerle pensar que el cáncer está bajo control, lo cual no es así.

Cartílago de tiburón. Algunos investigadores creen que el cartílago de tiburón contiene una proteína que inhibe la formación de nuevos vasos sanguíneos en los tumores, previniendo el cáncer en estos escuelos. El tratamiento con cartílago de tiburón se basa en la teoría de que las cápsulas que contienen este cartílago harán lo mismo en seres humanos, detener el crecimiento y reducir los tumores cancerosos. Pero en pocos estudios realizados se ha encontrado generalmente que los suplementos de cartílago de tiburón no son efectivos.

¿Ayuda contra el cáncer o se exageran los beneficios?

Los suplementos son sólo una forma de tratamiento no convencional para el cáncer. Otras prácticas incluyen:

Terapia de quelación. Un médico inyecta un agente aglutinante (quelante) en el torrente sanguíneo y se piensa que actúa como una tenaza, eliminando de la sangre el plomo, mercurio y otras sustancias potencialmente causantes de cáncer. Otra teoría es que la quelación mejora la circulación en general, al tiempo que aumenta el oxígeno de las células. Se cree que el cáncer crece mejor en ausencia de oxígeno.

La quelación es un tratamiento aprobado para las personas con intoxicación por metales pesados, pero no hay evidencia de que con ésta se puedan tratar otras enfermedades, entre ellas el cáncer. El tratamiento también puede producir efectos secundarios relevantes, incluidos el daño renal y de la médula ósea, alteración del ritmo cardiaco e inflamación grave de las venas.

Macrobiótica. Esta terapia requiere que se siga una dieta específica, además de ciertas prácticas de estilo de vida. La dieta consiste en granos integrales, vegetales, vegetales marinos, frijoles y sopas con base de frijol de soya. Las prácticas de estilo de vida incluyen el mantenimiento de una visión mental positiva y fuertes relaciones personales, hacer mucho ejercicio, usar telas naturales y cocinar con utensilios elaborados de productos naturales como madera, vidrio o cerámica.

La filosofía en la que se basa la terapia macrobiótica es que los alimentos, utensilios y telas naturales, combinados con una actitud positiva y relaciones sociales, favorecen la salud y la armonía, al tiempo que combaten la enfermedad, como el cáncer. Sin embargo, no hay evidencia de que la terapia macrobiótica prevenga o cure el cáncer. La dieta misma tiene muchos beneficios para la salud, entre ellos su bajo contenido de grasa y su alto contenido de ciertas vitaminas, minerales y fitoquímicos. Sin embargo, es deficiente en otros nutrientes y puede requerir suplementos para equilibrar sus deficiencias.

Entre otras cosas, se duda que las cápsulas contengan suficiente proteína purificada para producir el efecto. Asimismo, el estómago y el intestino pueden digerir la proteína y, como sucede con otras proteínas, a veces no llegan al torrente sanguíneo para cumplir su función. Además el sabor es desagradable, y las dosis altas de cartílago de tiburón pueden producir náuseas en algunas personas.

Conocer los riesgos

A diferencia de los medicamentos que el médico le indica, la *Food and Drug Administration* (FDA), en Estados Unidos, no regula la efectividad de los productos dietéticos y herbolarios.

También hay diferentes regulaciones relacionadas con la seguridad de estos productos. Con los fármacos de prescripción, el fabricante debe probar que los beneficios del medicamento sobrepasan cualquier preocupación de seguridad antes de que el fármaco se apruebe para su venta. Con los suplementos dietéticos y herbolarios las autoridades de salud asumen que el producto es seguro hasta que se pruebe lo contrario. Sólo cuando se demuestre que un suplemento no es seguro se retira del mercado. Debido a que estos productos no están sujetos a los mismos procedimientos de seguridad que los fármacos de prescripción, pueden contener sustancias tóxicas que no se anotan en la etiqueta. Las dosis también pueden variar.

Además, sólo porque es un producto natural no significa que sea seguro. Los hongos venenosos, por ejemplo, son naturales, pero cuando se comen pueden causar un daño grave e incluso la muerte.

Debido a que no siempre son fáciles de identificar los productos que no son seguros o que son un desperdicio de su dinero, lo mejor es conversar con su médico antes de tomar cualquier producto dietético o herbolario.

Tratamientos para la mente y el cuerpo

Estas prácticas se basan en la interrelación de la mente y el cuerpo, y la fuerza con que uno afecta al otro. El tratamiento de la mente y el cuerpo se utiliza más comúnmente para aliviar la angustia y el estrés, así como para favorecer la sensación general de bienestar. También hay cierta evidencia de que puede fortalecer el sistema inmunológico. Los tratamientos para la mente y el cuerpo no pueden curar el cáncer de próstata, pero algunas personas consideran que son útiles para enfrentar los efectos emocionales y físicos del cáncer.

Terapia de humor

La terapia de humor se basa en la creencia de que periodos frecuentes de risa ayudan a distraer la atención de los problemas de salud. La risa también es un tipo de analgésico. Favorece la liberación de sustancias químicas que combaten el dolor, al tiempo que reduce la depresión.

La terapia de humor simplemente incluye aligerar el día con algo de risa. Puede ver una película chistosa, llamar a un amigo que lo haga reír, bromear con los amigos o con compañeros de trabajo o visitar un club de comedia.

Hipnosis

Las personas han utilizado la hipnosis para favorecer la salud desde tiempos ancestrales. En los últimos 50 años se ha observado un resurgimiento entre algunos médicos, psicólogos y profesionales de salud mental.

La hipnosis produce un estado inducido de relajación en el cual la mente permanece enfocada y lista para la sugestión. Hasta la fecha nadie sabe cómo funciona la hipnosis, pero los expertos consideran que altera los patrones de ondas cerebrales igual que muchas otras técnicas de relajación.

Durante una sesión de terapia, recibe sugerencias dirigidas a ayudarle a disminuir el estrés y la angustia y aumentar la capacidad para enfrentar el problema de salud. A diferencia de algunas situaciones que se observan en las películas o en la televisión, no se le puede forzar en hipnosis a hacer algo que normalmente no desearía hacer. Cerca de 80 por ciento de los adultos puede ser hipnotizados por un profesional capacitado. Las personas que no desean sentirse fuera de control generalmente no se pueden hipnotizar.

Meditación

La meditación es una forma de calmar la mente y el cuerpo que tiene su origen en tradiciones religiosas y culturales. Durante la meditación se sienta tranquilamente y pone su mente en blanco o se concentra en un mantra — sonido simple que se repite una y otra vez. Esto hace que entre en un descanso profundo y reduce la respuesta de estrés del cuerpo. La respiración se hace más lenta, los músculos se relajan, y la actividad de ondas cerebrales indican un estado de relajación.

La meditación regular puede ayudar a reducir angustia y estrés. Los estudios sugieren que también reduce la tensión arterial y tal vez favorezca la longevidad.

Aunque la meditación puede sonar simple, no es fácil aprender a controlar los pensamientos. Mientras más practique, más fácil le será concentrarse.

Terapia de música, danza y arte

Estas terapias incluyen danza, expresión artística y ejecutar o escuchar música. Además de los efectos calmates y tranquilizantes, favorecen la confianza en uno mismo y el bienestar personal, al tiempo que reducen los síntomas de depresión.

Algunas organizaciones nacionales promueven el uso de la música, danza y arte para la salud y la curación y tienen sucursales en todo el país. Algunos centros médicos también ofrecen música, danza o arte como programas de terapia.

Yoga

El yoga es una práctica que tiene 5 mil años; incorpora la respiración adecuada, los movimientos y las posturas para favorecer la unión de la mente, el cuerpo y el espíritu. Incluye una serie de posiciones mientras pone especial atención en la respiración, exhalando durante ciertos movimientos e inhalando con otros.

El yoga puede ayudar a controlar el estrés, la angustia y el dolor. Sin embargo, para que el yoga sea efectivo requiere entrenamiento y práctica regular.

Medicina tradicional china

Algunas terapias complementarias y alternativas se enfocan en la creencia de que la energía natural desempeña un papel importante en la salud y alivio general. Muchas de estas terapias se basan en filosofías chinas ancestrales. No hay prueba de que estos tratamientos puedan tratar la enfermedad prostática, pero parecen seguros y pueden brindar otros beneficios de salud.

Acupresión

La acupresión, igual que la acupuntura, proviene de la creencia china de que bajo la piel hay 14 vías invisibles denominadas meridianos. A través de estas vías, fluye el "chi", la palabra china que indica fuerza vital. Cuando el flujo de chi se interrumpe, aparece la enfermedad.

Durante la acupresión, un experto aplica presión con el dedo sobre puntos específicos del cuerpo para restablecer el libre flujo de chi y aliviar los síntomas. Hay investigaciones sobre los beneficios de acupresión pero no son concluyentes. Muchas personas que consideran que les ha ayudado el procedimiento coinciden en que la terapia puede ser relajante y confortante.

Acupuntura

La acupuntura es una de las prácticas médicas no tradicionales más estudiadas, y está ganando aceptación en la medicina occidental para el tratamiento de ciertas condiciones. Una declaración de consenso sobre la acupuntura dada a conocer en 1998 por los Instituto Nacional de Salud de Estados Unidos establece que hay evidencia suficiente para probar que la acupuntura ayuda a aliviar el dolor dental después de la cirugía, y las náuseas causadas por quimioterapia, anestesia y embarazo. Para otras condiciones, la evidencia de los beneficios del procedimiento es menos clara. Sin embargo, varios estudios indican que la acupuntura puede ser efectiva para el alivio del dolor del cáncer.

Durante una sesión típica de acupuntura, el acupunturista inserta en la piel de una a diez agujas tan delgadas como un cabello durante 15 a 40 minutos. El propósito de estas agujas es eliminar el bloqueo y favorecer el libre flujo de chi. El acupunturista también puede manipular las agujas o aplicarles estimulación eléctrica o calor. Puede haber algo de dolor al insertar las agujas. Algunas personas incluso consideran que el procedimiento es relajante.

Los efectos colaterales adversos de la acupuntura son raros, pero pueden ocurrir. Asegúrese de que el acupunturista esté capacitado y siga las prácticas higiénicas incluyendo el uso de agujas desechables.

Tai chi

Tai chi es una serie de posturas y ejercicios de autodefensa desarrolladas en China hace más de mil años. Ya no se utilizan para este propósito y se han convertido en una práctica popular, especialmente entre los adultos mayores para fortalecer los músculos, mejorar la flexibilidad y reducir el estrés.

Incluye movimientos suaves, circulares y deliberados que combinan respiración profunda. En la medida que se concentre en los movimientos del cuerpo, desarrolla sensación de tranquilidad. La "meditación en movimiento" es la forma en la que las personas que practican tai chi en ocasiones la describen. Igual que otras formas de medicina china, se ha diseñado para activar el libre flujo del chi necesario para la salud.

Otras técnicas de curación

Estas prácticas intentan curar y prevenir la enfermedad a través de rutas diferentes — y controversiales. Hay pocos estudios sobre la efectividad de los procedimientos de curación y sus beneficios generalmente no se han probado:

Ayurveda
Esta filosofía de prácticas médicas ancestrales proviene de la India y se ha convertido en una práctica cada vez más popular en Estados Unidos. Ayurveda se basa en el principio de que la mente y el cuerpo son uno y que el cuerpo no puede estar bien si la mente está alterada.

Quienes practican ayurveda creen que el cáncer tiene origen en desequilibrios de la vida: emocionales, espirituales y físicos. Para tratar el cáncer, es necesario purgar al cuerpo de sustancias tóxicas mediante sangrías, vómito o vaciando el aparato digestivo. Se utilizan hierbas, dieta y ejercicios de respiración así como masaje, para reconstituir y mantener el balance apropiado.

No hay evidencia de que esta práctica pueda curar la enfermedad.

Homeopatía
La medicina homeopática utiliza preparaciones muy diluidas de sustancias naturales, típicamente plantas y minerales, para tratar síntomas de la enfermedad. La homeopatía se basa en la ley de similares. Los homeópatas consideran que si una dosis grande de una sustancia hace que tenga síntomas cuando realmente está sano, una pequeña dosis de la misma sustancia puede tratar la enfermedad que produce los mismos síntomas.

Con una lista de casi dos mil sustancias, un homeópata selecciona el remedio más apropiado para su uso particular. En términos generales, sólo toma una preparación en cada ocasión hasta que vea el alivio de los síntomas.

Condiciones crónicas y ocasionales, como artritis, asma, alergia, resfriado e influenza, son las principales razones por las que la gente utiliza medicina homeopática. Sin embargo, algunos homeópatas consideran que sus remedios pueden curar todas las enfermedades.

La investigación científica no ha logrado explicar cómo funciona la medicina homeopática. Debido a que en su mayor parte las medicinas homeopáticas son tan diluidas, muchos científicos modernos son escépticos sobre la efectividad.

Medicina naturopática

Esta forma de medicina integra tratamientos naturales y tradicionales, incluida la acupuntura, terapia manipulativa, medicina herbolaria y terapia nutricional, con las modernas ciencias de diagnóstico y estándares de atención. En lugar de medicamentos tradicionales o la cirugía para tratar la enfermedad, los médicos naturopáticos tienen métodos que fortalecen la capacidad natural del cuerpo para sanarse.

Para certificarse, los médicos naturopáticos toman cursos de capacitación en medicinas durante cuatro año, sin embargo, su capacitación es muy diferente de la de los médicos tradicionales.

Los médicos naturopáticos dicen que pueden tratar todos los problemas que tratan los otros médicos. Sin embargo, esto no se ha probado científicamente.

Cómo integrarse a los tratamientos no tradicionales

Si está considerando el uso de un tratamiento, práctica o producto complementario o alternativo, el Centro Nacional para Medicina Complementaria y Alternativa de EUA le recomienda los siguientes pasos:

Investigar la seguridad y efectividad del producto o el tratamiento. Los beneficios que recibe del tratamiento deben ser más que los riesgos. Para saber más sobre un producto o terapia, se le recomienda buscar información en el Centro Nacional para Medicina Complementaria y Alternativa o visitar sus páginas web (vea la página 167). También puede buscar la literatura científica del producto o el tratamiento en la bibilioteca pública o de la universidad o por medio de Internet.

Determinar la experiencia del médico o de la persona que le vende el producto. Si está trabajando con un médico titulado, verifique su calificación profesional y todas sus referencias para saber si es confiable. Si compra un producto en un local o mediante un representante, verifique también la confiabilidad.

Estimar el costo total del tratamiento. Debido a que muchos productos complementarios y alternativos no son cubiertos por las pólizas de los seguros de gastos médicos, es importante que sepa exactamente cuánto le va a costar el tratamiento.

Hablar con el médico. Éste puede ayudarle a determinar si el tratamiento es benéfico y seguro. Algunos productos o tratamientos complementarios y alternativos pueden interferir con los medicamentos que está tomando o provocar efectos adversos sobre otros trastornos de salud que pueda tener.

¿Demasiado bueno para ser verdad?

La Administración de Alimentos y Medicamentos (FDA, por sus siglas en inglés) y el Consejo Nacional contra el Fraude en Salud de Estados Unidos recomiendan la vigilancia de algunas prácticas o anuncios. A continuación se presentan signos de alerta de productos o tratamientos potencialmente fraudulentos:

- Los anuncios o materiales promocionales que incluyan palabras como "cambio radical", "mágico" o "nuevo descubrimiento". Si el producto o tratamiento fueran de hecho una curación, se informaría de él ampliamente en los medios y el médico recomendaría el uso.
- Los materiales del producto incluyen argot pseudomédico como "desintoxicar", "purificar" o "energizar". Tales descripciones son difíciles de definir y de medir.
- El fabricante asegura que el producto sirve para tratar una gran variedad de síntomas, curar o prevenir muchos padecimientos. Ningún producto puede hacer esto.
- El producto parece estar respaldado por estudios científicos, pero las referencias de estos estudios de investigación no se proveen, son muy limitadas o están obsoletas. A los fabricantes de productos legítimos les interesa dar promoción a los resultados de estudios científicos, no esconderlos.
- El producto no tiene efectos colaterales, sólo beneficios. La mayor parte de los medicamentos y otros tratamientos tienen algunos efectos secundarios.
- El fabricante del producto acusa al gobierno, a las asociaciones médicas o a las compañías farmacéuticas de omitir información sobre la utilidad del producto. No hay razón para que el gobierno o el gremio médico lo hagan.

No sustituir un tratamiento probado por uno no probado. Si se ha probado que los medicamentos, la cirugía u otros tratamientos recomendados por el médico pueden ayudar a aliviar la enfermedad, no reemplace con productos, prácticas o terapias alternativas que no han demostrado ser efectivas.

La elección es suya

La buena salud no aparece de improviso. En términos generales es el resultado de buenas elecciones como: evitar el tabaquismo, limitar la ingesta de alcohol, controlar el estrés y tener hábitos sexuales seguros. La salud prostática no es diferente.

Las elecciones que hace día con día son las que mantienen el buen funcionamento de la próstata — o le ayudan a estar nuevamente sana. Los cambios en los hábitos cotidianos, incluyendo comer una dieta más nutritiva e incrementar el nivel de actividad física, pueden prevenir las enfermedades de la próstata o disminuir su progresión. Las visitas regulares al médico y el examen anual de la próstata aumentan las probabilidades de identificar problemas en etapas iniciales, cuando se pueden tratar y curar. Comente los tratamientos complementarios y alternativos con el médico para reducir los riesgos de efectos colaterales potencialmente peligrosos de ciertas prácticas o productos.

El hecho de que esté leyendo este libro es un primer paso muy importante y una indicación de que desea tomar las decisiones correctas para tratar o prevenir la enfermedad prostática. Ojalá que la información y sugerencias de este libro le ayuden a tomar una sabia decisión y mantener la salud prostática, vivir más tiempo y más saludable.

Recursos adicionales

Puede contactar estas organizaciones de Estados Unidos para obtener mayor información sobre los trastornos de la próstata. Algunos grupos ofrecen material impreso o videos gratuitos en inglés. Otros tienen material o videos en inglés que puede comprar.

American Cancer Society
1599 Clifton Road, N.E.
Atlanta, GA 30329-4251
800-ACS-2345
Web site: *www.cancer.org*

American Foundation for Urologic Disease
1128 N. Charles St.
Baltimore, MD 21201-5559
410-468-1800
Web site: *www.afud.org*

American Institute for Cancer Research
1759 R Street, N.W.
Washington, DC 20009
800-843-8114
Web site: *www.aicr.org*

American Prostate Society
7188 Ridge Road
Hanover, MD 21076
410-859-3735
Fax: 410-850-0818
Web site: *www.ameripros.org*

American Urological Association
1120 North Charles St.
Baltimore, MD 21201
410-727-1100
Web site: *www.auanet.org*

Cancer Care, Inc.
1180 Avenue of the Americas
New York, NY 10036
800-813-HOPE
Web site: *www.cancercare.org*

Cancer Research Institute
681 Fifth Avenue
New York, NY 10022
800-992-2623
Web site: *www.cancerresearch.org*

Centers for Disease Control and Prevention
1600 Clifton Road
Atlanta, GA 30333
800-311-3435
Web site: *www.cdc.gov*

Mayo Clinic Health Information
Web site: *www.mayohealth.org*

National Association for Continence
P.O. Box 8310
Spartanburg, SC 29305-8310
800-BLADDER
Web site: *www.nafc.org*

National Cancer Institute
Public Inquiries Office
Building 31, Room 10A03
31 Center Drive, MSC 2580
Bethesda, MD 20892-2580
800-4-CANCER
Web site: *www.nci.nih.gov*

National Center for Complementary and Alternative Medicine
NCCAM Clearinghouse
P.O. Box 8218
Silver Spring, MD 20907-8218
888-644-6226
Web site: *nccam.nih.gov*

National Hospice Organization

1700 Diagonal Rd.
Suite 300
Alexandria, VA 22314
800-658-8898
Web site: *www.nho.org*

National Kidney and Urologic Disease Information Clearinghouse

Box NKUDIC
9000 Rockville Pike
Bethesda, MD 20892
301-654-4415
Web site: *www.niddk.nih.gov/health/kidney/nkudic.htm*

Sexual Function Health Council

American Foundation for Urologic Disease
1128 N. Charles St.
Baltimore, MD 21201-5559
410-468-1800
Web site: *www.afud.org*

US TOO International, Inc.

930 North York Road
Suite 50
Hinsdale, IL 60521-2993
800-808-7866
Fax: 630-323-1002
Web site: *www.ustoo.com*

Índice

A

ABCD, fases del sistema de cáncer, 70
Ablación transuretral con aguja, 48
Actividad sexual. (*Véase también* impotencia)
    eyaculación retrógrada, 45, 48, 53
    y lectura de APE elevada, 15
Acupresión, 160
Acupuntura, 161
Agonistas de LHLH, 88
Ajo, 141
Alfa-bloqueadores, 30, 32, 42-43
Alivio de dolor, 95-98
Alternativos, tratamientos, 153, 157, 153-165
American Cancer Society, 133
Anatomía de la próstata, 4-5
Angustia, 27
Anomalías congénitas de la próstata, 9-10
Antiandrógenos, 88-89
Antibióticos
    y biopsia prostática, 63
    y prostatitis, 29-30
Antígeno prostático específico (APE)
    concentraciones de APE adaptadas a la edad, 15
    controversia, 17-18
    después de 70 años de edad, 19, 21
    estudios de investigación, 18, 20
    precisión, 16-17
    prueba de APE libre, 20
    prueba de APE ultrasensible, 20
    prueba de densidad de APE, 20
    prueba de velocidad de APE, 20
    pruebas, 13, 14-20
    recomendaciones, 19
    y palmito, 155
    y tratamiento de cáncer, 133
Antígeno prostático específico de membrana, 20
Antioxidantes, 137-138
Apetito, pérdida del, 125-126
Artificial, esfínter, 105
AUA (Asociación Americana de Urología) índice de síntomas, 37, 38
Autocateterización, 104
Ayurveda, 162

B

Bacteriemia, 26
Baños de asiento, 30-31, 32
Bicicleta
    y esfínter urinario artificial, 105
    y prostatitis, 28
    y prostatodinia, 32
Biopsia
    de nódulos linfáticos, 67

de próstata, 62-63, 71
Biorretroalimentación y
prostatitis aguda, 30

C

Cálculos de la vejiga, 37
Cálculos en la próstata, 12,26
Calicreína glandular humana, 20
Cancer Care Inc., 133
Cáncer de la próstata, 59-86
(*Véase también* cómo enfrentar el
cáncer)
    alivio de dolor, 95-98
    avanzado, 87-89
    diagnóstico, 62-67
    e hiperplasia prostática
    benigna, 40
    Escala de Gleason, 64-65
    espera vigilante, 74, 75
    estadísticas de supervivencia,
    70
    fases, 69-70
    grados, 63-65
    impacto emocional, 116-121
    incidencia, 59-60
    índices de supervivencia, 70
    metástasis, 69
    no contagioso, 71
    opciones terapéuticas, 74-86
    prevención, 137-152
    prostatectomía radical, 46, 75-79
    pruebas, 11-12
    radioterapia, 79-83
    síntomas, 61
    y prostatitis crónica, 33
Cáncer, cómo enfrentar el
    desgaste emocional, 119-121
    fatiga, 121-123
    grupos de apoyo, 130-133
    náusea, 127

    nutrición, 123-126
    pérdida de apetito, 125-126
    regreso al trabajo, 126, 128
    relajación, 122
    supervivencia, 132
Cartílago de tiburón, 156-158
Cateterización, urinaria
    autocateterización, 104
    catéteres de condón, 104
    diagnóstico, 37-40, 100
    postoperatoria, 47, 49-50, 54,
    78-79
    terapéutica, 47-48, 50, 101,
    104-105
Centro Nacional para Medicina
Complementaria y
 Alternativa, 153
Chaparral, 156
Centellograma óseo (escaneo), 65
Cirugía
    biopsia de nódulos
    linfáticos, 67
    formas de recuperación, 45,
    46, 78-79, 133
    implantes de pene, 110-111,
    orquiectomía bilateral, 90-92
    para HPB, 44-46
    para incontinencia, 104-106
    para prostatitis crónica, 33
    prostatectomía radical, 46,
    75-79
Cirugía laparoscópica, 67
Cirugía perineal, 78
Cistograma, 100
Cistometrograma, 100
Cistoscopia, 39, 100
Complementarios, tratamientos
153-165
    medicina china tradicional,
    160-162

suplementos herbolarios,
154-158
tratamiento de la mente y el
cuerpo, 158-160
Computarizada, tomografía 66
Constricción uretral, 101
Consultas médicas
exámenes regulares, 11-22, 151
seguimiento, después de
tratamiento del cáncer, 115-116
Consumo de alcohol
e HPB, 42
recomendaciones dietéticas, 143
y cáncer de próstata, 151-152
Consumo de carne y riesgo de
cáncer, 141
Correr, y prostatitis, 28
Costo emocional del cáncer,
116-121
Crecimiento prostático. (*Véase*
hiperplasia prostática benigna)
Criocirugía, 48
Crioterapia, 83-84
Cromogranina A, 20

D

Depresión, 118-119
Deshidratación, 112
Diarrea, 112, 127
Diatermia y prostatitis crónica, 30
Dilatación de globo, 50
Disfunción eréctil, 113

E

Ejercicio, 145-151
e HPB, 42
iniciando, 145
reduciendo riesgos, 148
Ejercicios de distensión, 146-148
Ejercicios de extensión, 149-150

Ejercicios de flexibilidad, 146-148
Electrovaporización, 49
Enfermedades de transmisión
sexual (ETS), 10, 27
Escala de ejercicio, 147
Esfínter artificial, 105-106
Espirales prostáticas, 50
Espiritualidad y curación, 120
Esterilidad. (*Véase también*
impotencia)
e ITUP, 45
y tratamiento de HPB, 53
Estimulador de nervio eléctrico
transdérmico, 96
Estreñimiento, 112-113
Estrés
y cáncer de próstata, 152
y prostatitis, 27
y prostatodinia, 32
Estudios de investigación
investigación y efectividad en
el tratamiento, 18
nuevas pruebas de
investigación, 20-21
tratamientos experimentales,
93-94
Estudios urodinámicos, 39
Etnias y riesgo de cáncer, 8
Evaporación transuretral de la
próstata, 49

F

Familia y amigos, 128-129
Fármacos. (*Véase* medicamentos)
Fatiga, 121-123
Fitoquímica, 141-142, 143
Frutas, 143

G

Gleason, escala de 64-65

Gonorrea, 27
Granos, 142
Grasa y riesgo de cáncer,
ingestión de, 8-9, 141
Grupos de apoyo, 130-133
Guías, 122
Guía dietética con diagnóstico de
cáncer, 123-126
prevención de cáncer, 137-144

H
Hiperplasia prostática benigna,
35-36
beneficios de la soya, 138
cambios de estilo de vida, 42
diagnóstico, 12, 37-40
espera vigilante, 41-42
frecuencia, 37
opciones terapéuticas, 41-56
síntomas, 36
suplementos de zinc, 140
tratamientos comparativos, 55
y cáncer, 40
y lectura de APE, 14
Hipnosis, 159
Historia familiar y riesgo de
cáncer, 8
Homeopatía, 162-163
Hormonoterapia, 87-90

I
Imagen de resonancia
magnética (IRM), 66-67
Implantes de semilla, 80-82
Impotencia
cobertura médica, 113
tratamiento, 106-111
y biopsia de próstata, 71
y crioterapia, 84
y hormonoterapia, 89

y orquiectomía bilateral, 91
y prostatectomía radical, 75,
77, 78
y radioterapia, 82-83
y tratamiento de HPB, 45, 53
Incisión transuretral de
la próstata, 45-46
Incontinencia
cirugía, 104-106
cobertura médica, 113
tipos de, 100-101
tratamiento, 101-106
y prostatectomía radical, 79
y radioterapia, 82
y RTUP, 45
Incontinencia de sobreflujo, 101
Incontinencia por estrés, 100
Incorporación de productos de
soya para cocinar, 139
estrategias de baja grasa, 142
Infección de la vejiga, 26, 37
Infección de vías urinarias
y lectura de APE, 15
y RTUP, 54
Infección por *Chlamydia*, 27
Infertilidad. (*Véase también*
impotencia)
y tratamiento de HPB, 53
y RTUP, 45
Inflamación. (*Véase* prostatitis)
Investigaciones clínicas, 93-94
Inyección transuretral de
enzimas, 51

K
Kegel, ejercicios de, 45, 102-103

L
Laxantes, 113
Legumbres, 143

Levantar peso y prostatodinia, 32
Licopeno, 137-138
Linfadenopatía, 67

M

Macrobiótica, 157
"Masaje" prostático, 28, 31
Medicamentos
   agonistas de HLHL, 88
   alfa-bloqueadores, 30, 32, 42-43
   alprostadil, 107-108
   antiandrógenos, 88-89
   bicalutamida, 89
   butorfanol, 96
   codeína, 96
   descongestionantes e HPB, 42
   doxazosina, 42
   fentanyl, 96
   finasteride, 16, 43
   flutamida, 89
   ganciclovir, 94
   goserelín, 88
   hidrocodona, 96
   hidromorfona, 96
   hioscinamina, 102
   laxante, 113
   leche de magnesia, 113
   leuprolide, 88
   meperidina, 97
   metadona, 97
   morfina, 97
   supositorios, 107-108
   narcóticos, 96-97
   oxibutinina, 102
   oxicodona, 97
   oximorfona, 97
   propoxifeno, 97
   pseudoefedrina, 103
   reblandecedores de las heces, 112

sildenafil, 106-107
tamsulosín, 42, 43
terazosín, 42
tolterodina, 102
tramadol, 97
Viagra, 106-107
Medicamentos
descongestionantes e HPB, 42
Medicina tradicional china, 160-162
Meditación, 159-160
Metástasis, diseminación de, 69
Miso, 139

N

Narcóticos para el dolor, 96-97, 98
Naturopática, medicina, 163
Náuseas, 127
Neoplasia intraepitelial prostática, 63
Nervios, bloqueo de los, 96
Nicturia, 39
Nutrición
   con diagnóstico de cáncer, 123-126
   directrices diarias, 142-143
   porciones de comida, 144
   y prevención de cáncer, 137-144

O

Ocupacionales, riesgos
   para cáncer de próstata, 8
   para prostatitis, 28
   para prostatodinia, 32
Orquiectomía bilateral, 90-92
Osteoporosis, riesgo de
   y hormonoterapia, 90
   y orquiectomía bilateral, 92

P

Palmito, 33, 154-155
PC-SPES, 156
Pielograma intravenoso, 40
Pinzas de pene, 104
Priapismo, 108
Problemas para dormir, 121-123
Productos de soya, 138-139
Productos de tomate, 137-138
Productos lácteos, 143
Próstata, cáncer de pulmón,
colorrectal y ovárico, 18
Prostatectomía
    abierta, 46
    radical, 46, 75-79
Prostáticas, espirales, 50-51
Prostatitis, 25-33
    bacteriana aguda, 25-26
    bacteriana crónica, 26-27
    contagiosa, 33
    diagnóstico, 28-29
    factores de riesgo, 27-28
    frecuencia, 6, 25
    no bacteriana crónica, 27-28
    tacto rectal, 11-12
    tratamiento, 29-32
    y cáncer, 33
    y cirugía, 33
    y fertilidad, 33
    y lectura de APE, 15, 33
Prostatodinia, 32-33
Prueba de flujo urinario, 37, 39,
100
Prueba sanguínea. (*Véase* pruebas
de antígeno prostático específico)
Pruebas
    cistograma, 100
    cistometrograma, 100
    cistoscopio 39, 100
    estudios urodinámicos, 39
    IRM, 66-67
    prueba APE, 13, 14-20
    prueba de flujo urinario, 37,
    39, 100
    prueba urinaria, 13
    radiografía de tórax, 66
    tacto rectal, 11-12
    tomografía computarizada, 66
    ultrasonido, 13-14, 39, 65
    volumen residual
    postevacuación, 39
Pruebas de detección, 11-21

Q

Quimioterapia, 92-93

R

Radiación de estroncio, 95
Radiación de haz externo, 79-80
Radiación en mancha, 95
Radiofrecuencia, terapia de, 48
Radiografía del tórax, 66
Radioterapia
    campo amplio, 97
    efectos colaterales, 82, 83
    estroncio, 95
    implantes de semillas
    radiactivas, 80-82
    radiación en mancha, 95
    terapia de haz externo, 79-80
Reblandecedores de las heces,
112-113
Recursos adicionales, 167-169
Relajación muscular progresiva, 122
Relajación, técnicas de, 122
Resección de próstata
transuretral, 44-45
    e impotencia, 53
Resectoscopio, 44
Respiración profunda, 122

Retrógrada, eyaculación
y ATUA, 48
y RTUP, 45
Retropúbica, cirugía, 75-79
Revisiones, 11-12, 151
Riesgo, factores de, 7-9

S

Sangre en la vejiga, 111-112
Semillas radiactivas de iridio, 81
Semillas radiactivas de paladio, 81
Semillas radiactivas de yodo, 81
Signos de alerta, 164
Síntomas urinarios, 7, 25-26, 36, 39
Sistema de fases TNM, 69-70
Sondeo o cateterización urinaria
autocateterización, 104
catéteres de condón, 104
diagnóstico, 37-40, 100
postoperatoria, 49-50, 54, 78-79
terapéutica, 47-48, 50, 101,
104-105
Soya de proteína texturizada, 139
Supervivencia de cáncer, 132
Suplementos de fibra, 113
Suplementos dietéticos
y herbolarios, 124, 154-158
cartílago de tiburón, 156-158
chaparral, 156
palmito, 33, 154-155
PC-SPES, 156
riesgos, 158
Suplementos dietéticos, 154-158

T

Tacto rectal, 11-12
Tai chi, 161-162
Tamaño de la próstata, 52
Té verde, 138-139
Tempe, 139

TENS, 96
Terapia con láser, 49-50
Terapia de humor, 159
Terapia de quelación, 157
Terapia física y prostatitis crónica,
30-31
Terapia transuretral con
microondas, 47-48
Termoterapia, 46-50
Testicular, cirugía (orquiectomía),
90-92
Tofu, 139
Tomografía computarizada, 66
Trastornos intestinales, 111-113
Tratamiento autointrauretral, 107-
108
Tratamiento con microondas,
47-48
Tratamiento de inyección
de alcohol, 51
Tratamiento de mente y cuerpo,
158-160

U

Última voluntad (*living will*), 134
Ultrasonido (ultrasonografía),
13-14, 39, 65
Ultrasonido transrectal, 13-14
Uréteres, 4-5
Uretra, 4-5
Uretritis, 27
Urgencia urinaria, 100-101
Urólogo, consulta con el, 21

V

Vasectomía, 10
Verduras, 139-140, 142-143
Vigilante, espera
e HPB, 41-42
y cáncer, 74-75

Visual de láser de la próstata,
  Ablación 49
Vitamina, suplementos de 124, 140
Volumen residual
postevacuación, prueba, 39

Y

Yoga, 160

Z

Zinc, suplementos de, 140

¿una pregunta de salud?

las publicaciones de
la Clínica Mayo
tienen la respuesta

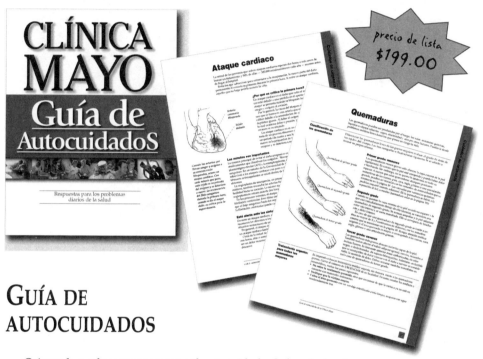

GUÍA DE AUTOCUIDADOS

Orientada a educar y promover el autocuidado de la salud entre las personas

Cubre las 150 enfermedades más comunes y costosas

Motiva a prevenir las enfermedades

Orienta a identificar los problemas de salud

Contenido confiable y actualizado

Secciones clasificadas para encontrar fácilmente la información requerida

Ilustraciones enfatizando los puntos importantes

254 páginas a 2 colores

Compruebe la utilidad de estas publicaciones, puede realizar su pedido llamando al
01 800 909 6900 (en México) o al (525)5 20 75 82 (del exterior)
servicio las 24 horas

50 CONSEJOS DE SALUD

Manual de bolsillo

Con los 50 consejos de salud más comunes y frecuentes

Lenguaje sencillo

Útil y práctico para cualquier persona

Con la más reciente información

56 páginas a dos colores

precio de lista
$50.00

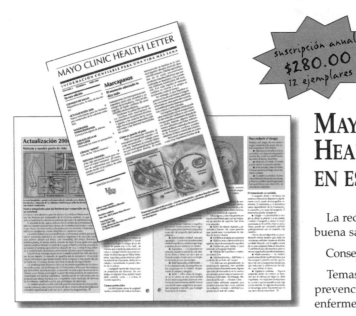

suscripción anual
$280.00
12 ejemplares

MAYO CLINIC HEALTH LETTER EN ESPAÑOL

La receta ideal para una buena salud

Consejos prácticos en salud

Temas relevantes sobre prevención e información de enfermedades

Temas sobre nutrición, ejercicios, noticias, nuevos tratamientos, etc.

Con la más reciente información

8 Páginas a color con ilustraciones didácticas

Y mucho, mucho más

Reciba mensualmente la Mayo Clinic Health Letter (en español), con gusto le enviaremos un ejemplar de cortesía para que compruebe su calidad y utilidad o suscríbase llamando al 01 800 909 6900 (en México) o al (525)5 20 75 82 (del exterior) servicio las 24 horas

MANUALES DE LA SALUD

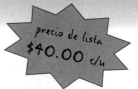

precio de lista
$40.00 c/u

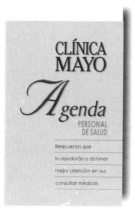

AGENDA PERSONAL DE SALUD

Respuestas para obtener mejor atención en sus consultas médicas

Cómo mantener su historial médico actualizado

Registro personal de vacunación

Expectativas realistas de su visita al médico

Cómo solicitar información a su médico

Glosario de pruebas de rutina

32 páginas a dos colores

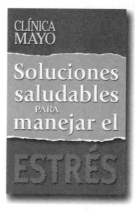

SOLUCIONES SALUDABLES PARA MANEJAR EL ESTRÉS

Cómo comprender el estrés

¿Cuánto es malo para la salud?

Estrategias para enfrentarlo

Reduzca su estrés

¿Cuándo buscar ayuda profesional?

Cómo crear un plan

Diario del estrés

32 páginas a dos colores

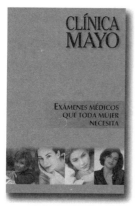

EXÁMENES MÉDICOS QUE TODA MUJER NECESITA

Le indica en qué consisten, para qué sirven y cómo prepararse para:

Examen físico básico

Exámenes recomendados como: colesterol, presión arterial, cáncer de colon, revisión dental, de la vista, mamografía, Papanicolaou, etc.

Exámenes a considerar como: densidad ósea, electrocardiograma, detección de hepatitis, VIH y sífilis, etc.

32 páginas a dos colores

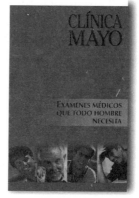

EXÁMENES MÉDICOS QUE TODO HOMBRE NECESITA

Le indica en qué consisten, para qué sirven y cómo prepararse para:

Examen físico básico

Exámenes recomendados como: colesterol, presión arterial, cáncer de colon, revisión dental, de la vista, etc.

Exámenes a considerar como: APE y tacto rectal digital, electrocardiograma, hormona estimulante de la tiroides, detección de hepatitis, VIH y sífilis, etc.

32 páginas a dos colores

Compruebe la utilidad de estas publicaciones, puede realizar su pedido llamando al
01 800 909 6900 (en México) o al (525)5 20 75 82 (del exterior)
servicio las 24 horas

Guía de la Clínica Mayo
sobre salud de la próstata,
se terminó de imprimir en junio de 2001
en los talleres de Litofasesa, S.A. de C.V.
Tlatenco No. 35, Col. Sta. Catarina,
C.P. 02250, México, D.F.